産科医が教える

赤ちゃんのための妊婦食

宗田マタニティクリニック 院長
宗田哲男

アチーブメント出版

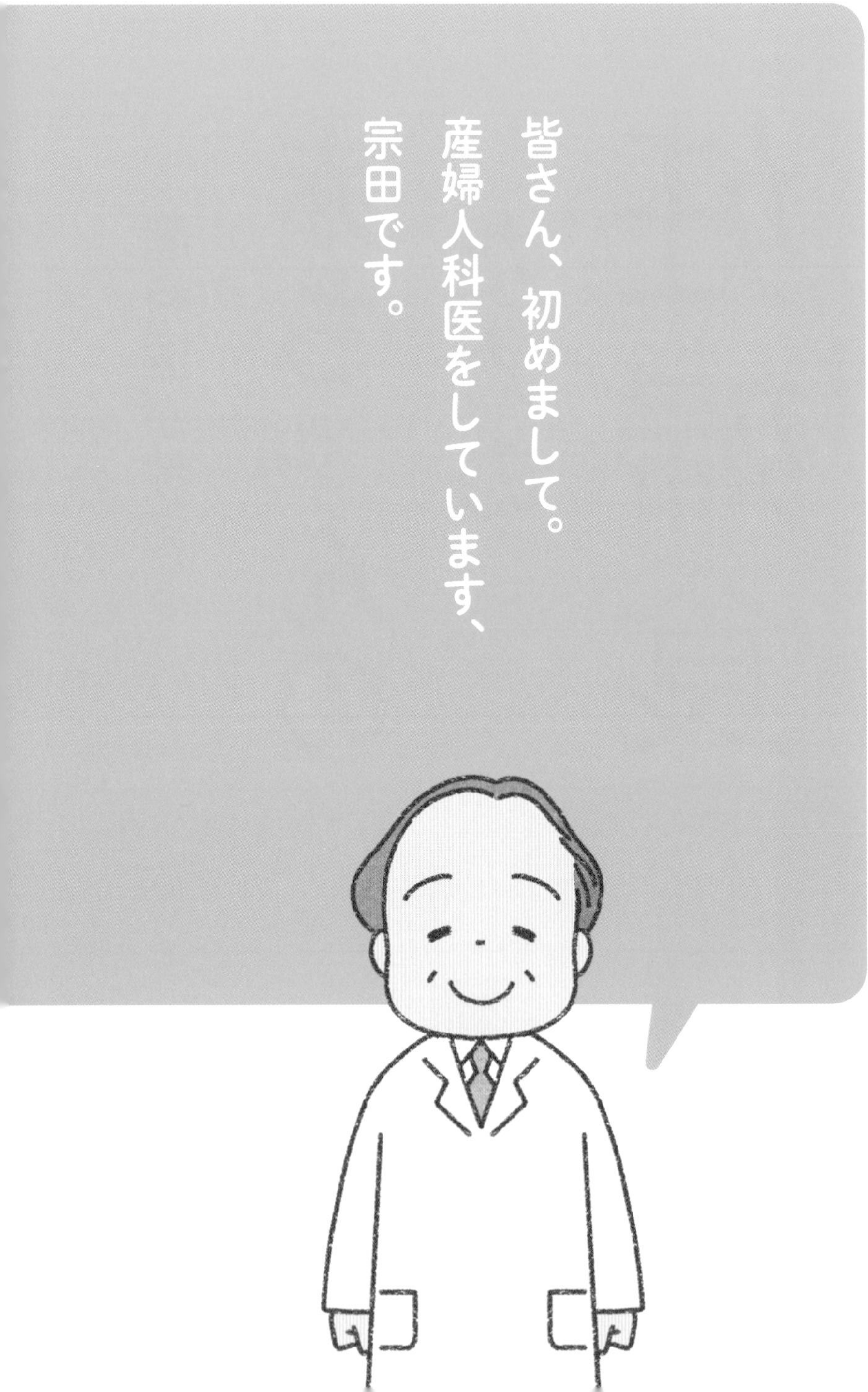
皆さん、初めまして。
産婦人科医をしています、
宗田です。

私は日々、たくさんの方の
妊娠から出産をサポートしていますが、
その全てを
糖質を控えて高たんぱく質にする
たんぱくリッチ食の
考えに基づいて行っています。
ちょっと珍しいですね。

え？ 何で妊娠、出産のときに
糖質を控えて高たんぱく質にするの？

と思いますよね。
その理由はズバリ、
母体と赤ちゃんに必要な栄養がたくさん取れるからです。
たんぱくリッチ食とは、
たんぱく質と脂質を強化することを意味しているのです。
具体的には次のようないいことが起こります。

たんぱくリッチ食にすると

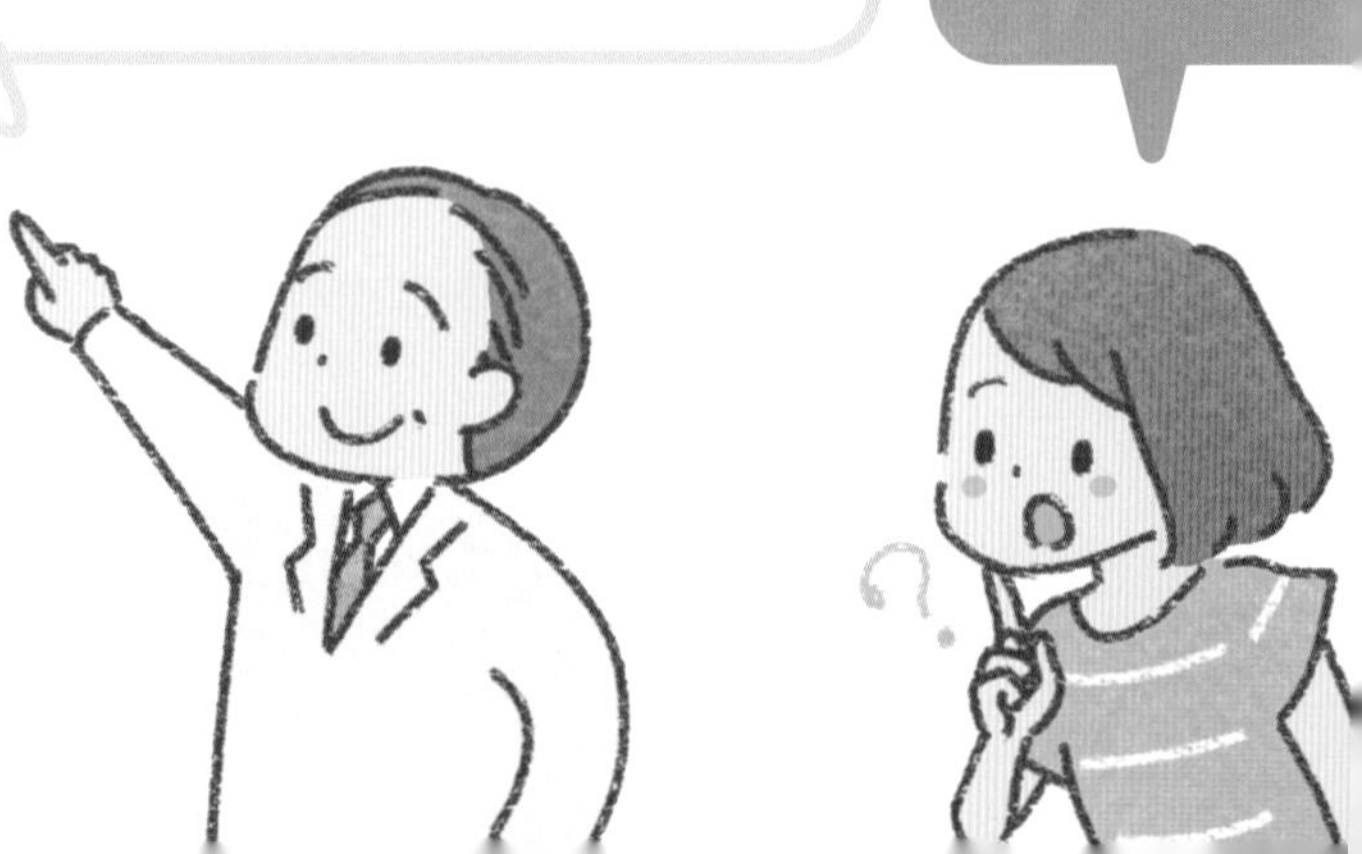

1 妊娠しやすい体になる

2 妊婦さんも胎児も栄養状態が良くなる

3 妊娠糖尿病の予防・改善効果が高い

4 産後うつになりにくい

5 赤ちゃんの発育が良くなる

と、いいことずくめです。

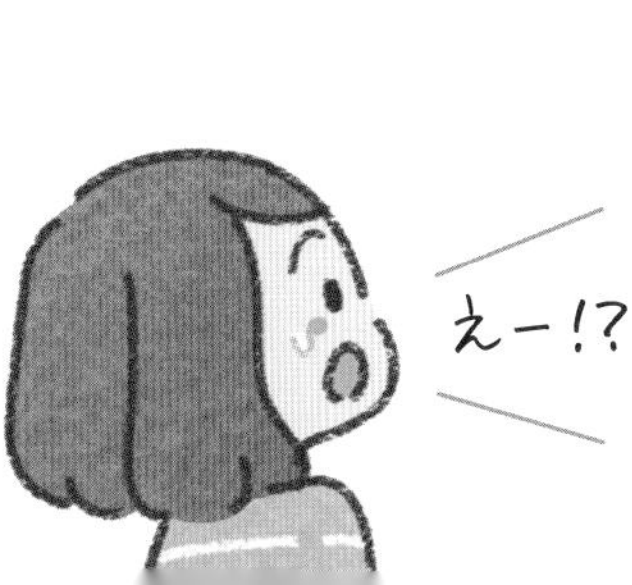

何で妊娠しやすくなったり、
ママも赤ちゃんも健康になれるの？

それは……今の女性たちの多くは
妊娠・出産に必要な栄養が
取れていないから。
それが、
たんぱくリッチ食で改善します。

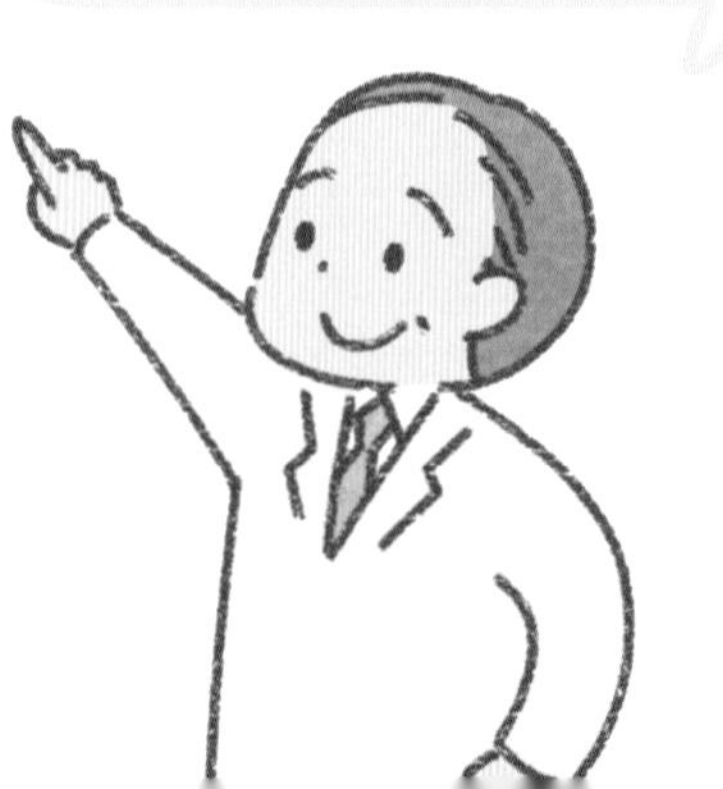

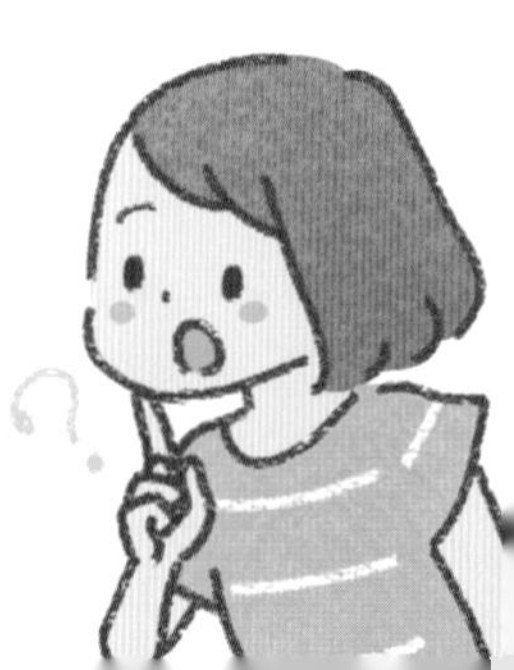

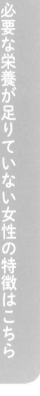

必要な栄養が足りていない女性の特徴はこちら ←

必要な栄養が足りていない女性の特徴

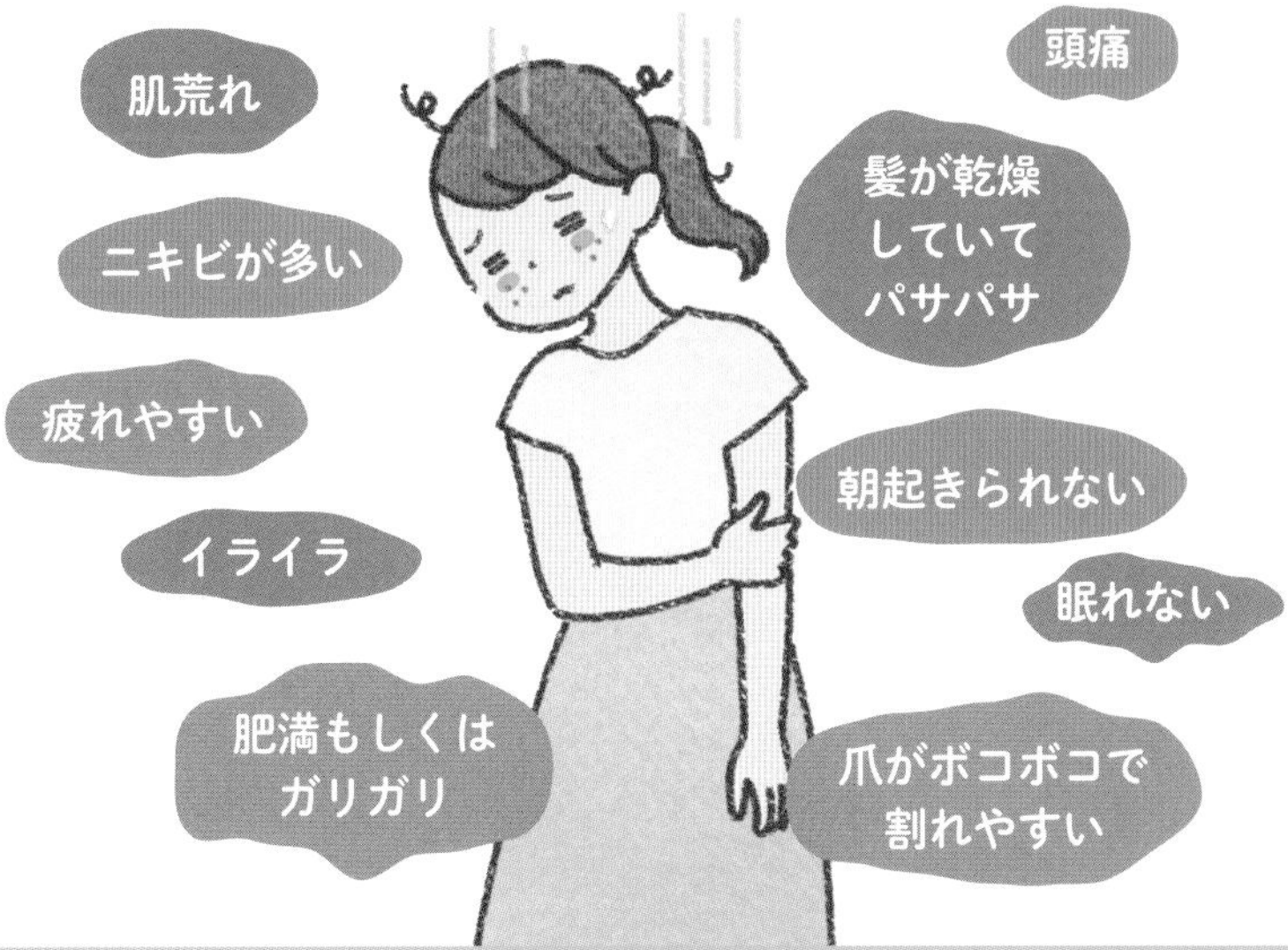
肌荒れ
ニキビが多い
疲れやすい
イライラ
肥満もしくは
ガリガリ
頭痛
髪が乾燥
していて
パサパサ
朝起きられない
眠れない
爪がボコボコで
割れやすい

食べ物の好みは…

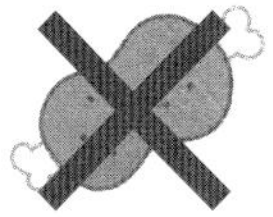

肉を避けて
野菜中心

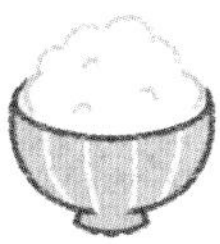

パン、麺、
ご飯が大好き

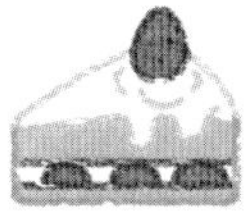

甘いものが
大好き

このような人たちは、大切な栄養が不足した

新型栄養失調

です！

でも……おなかいっぱい食べていても栄養失調になるの？

なります！　なぜなら、

＝**糖質**を取り過ぎると、必要な栄養（たんぱく質・脂質・ビタミン・ミネラル）が不足するからです。

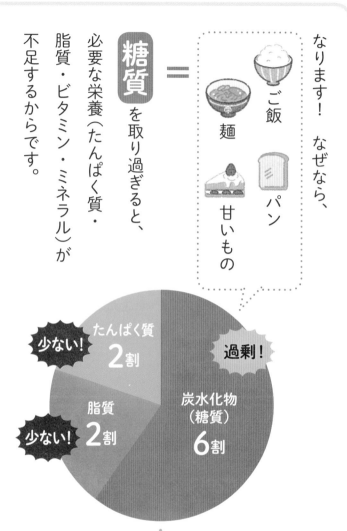

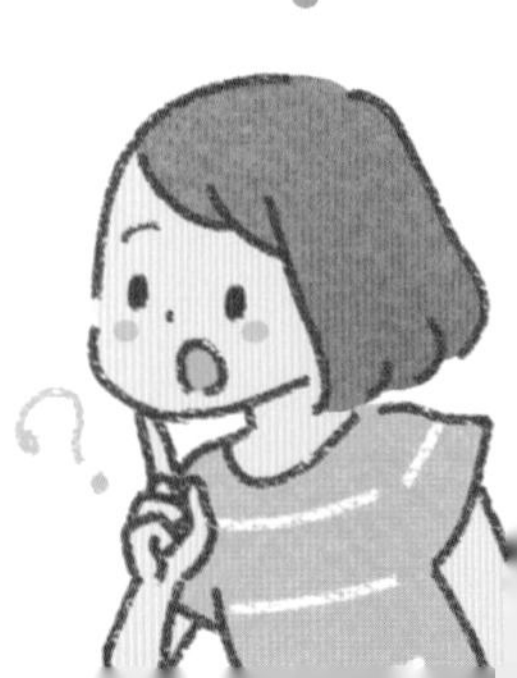

卵は**糖質ゼロ**でヒナになります。

水分を除けば、たんぱく質、脂質がほとんどで、
糖質はゼロの状態でヒナになれるのです。
人間の赤ちゃんも同じです。
妊娠中に必要なのは、過剰な糖質ではなくて

たんぱく質と**脂質**なのです。

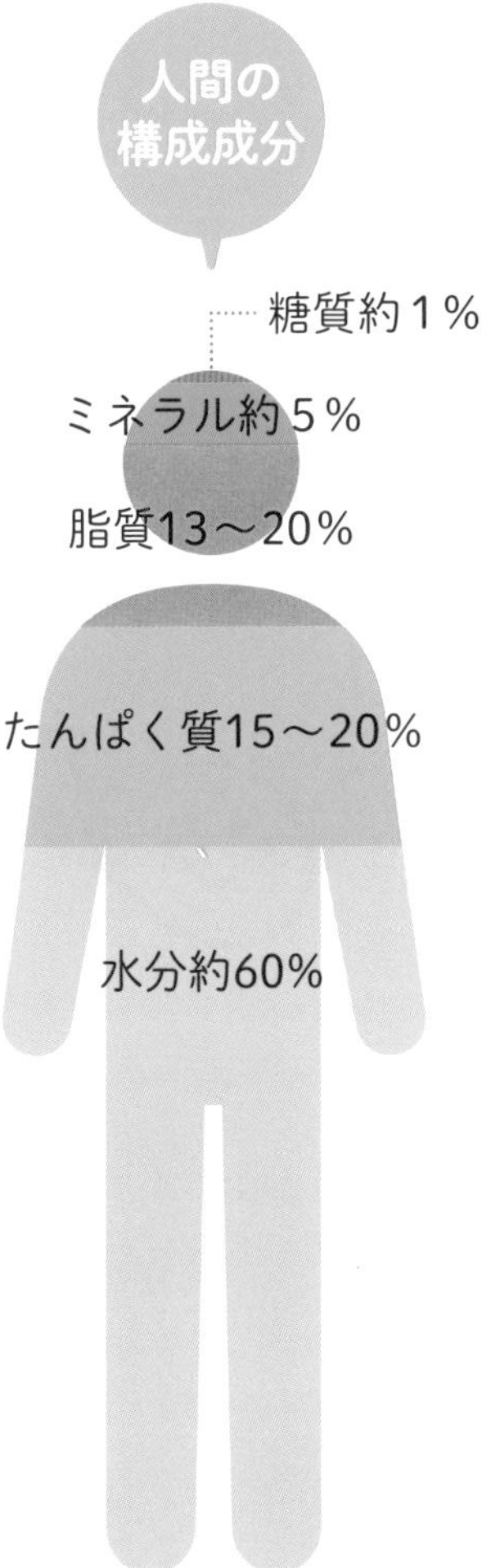

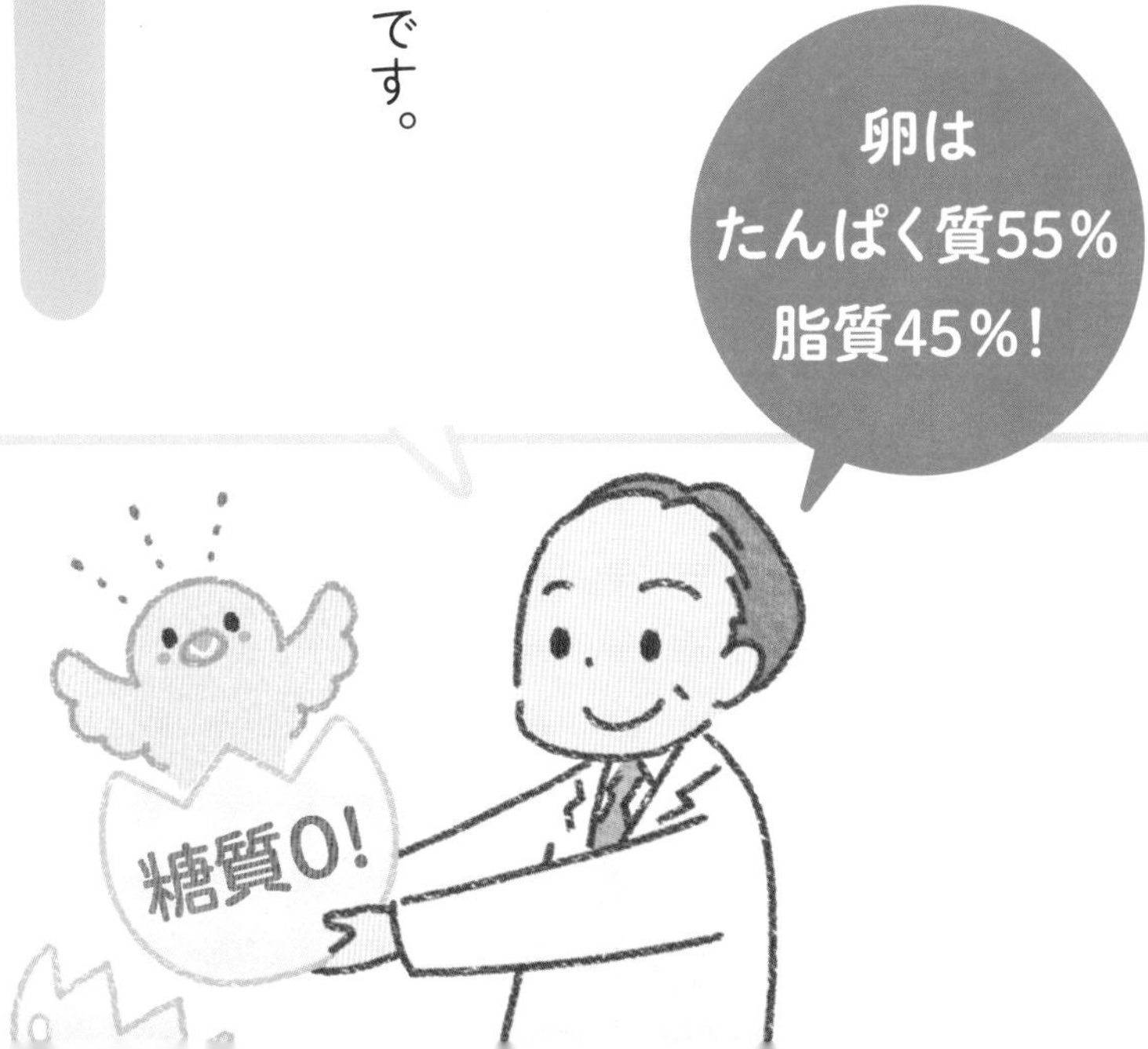

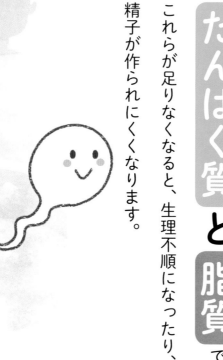

女性の**卵子**も
男性の**精子**も
たんぱく質と脂質でできています。

これらが足りなくなると、生理不順になったり、
精子が作られにくくなります。

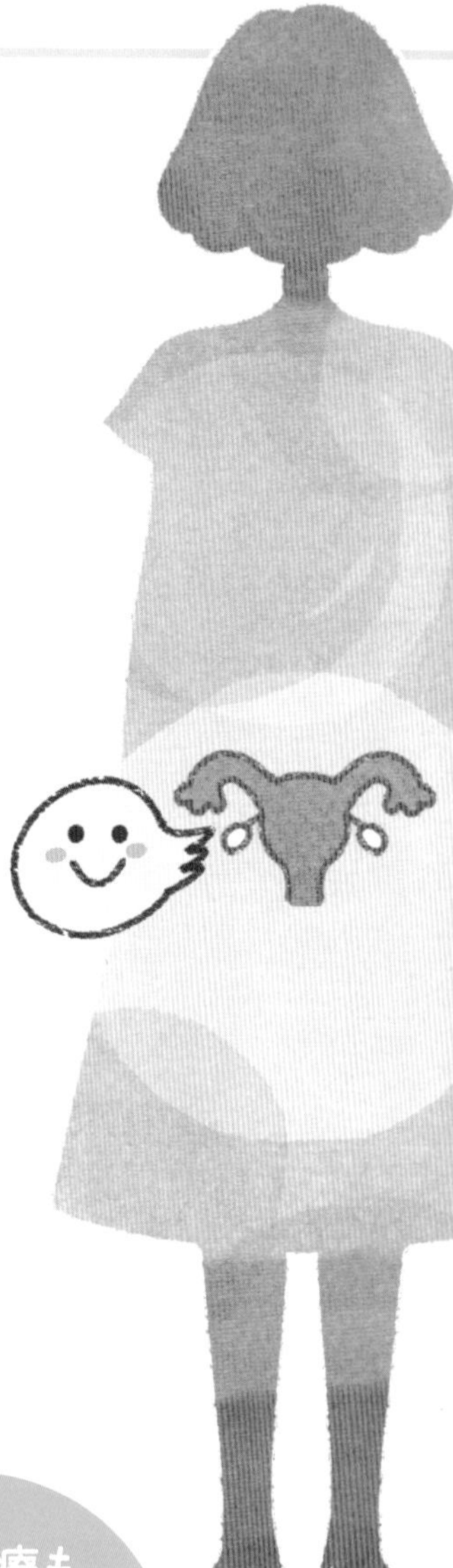

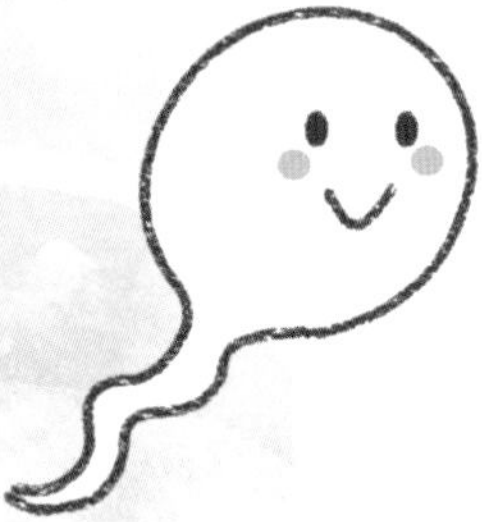

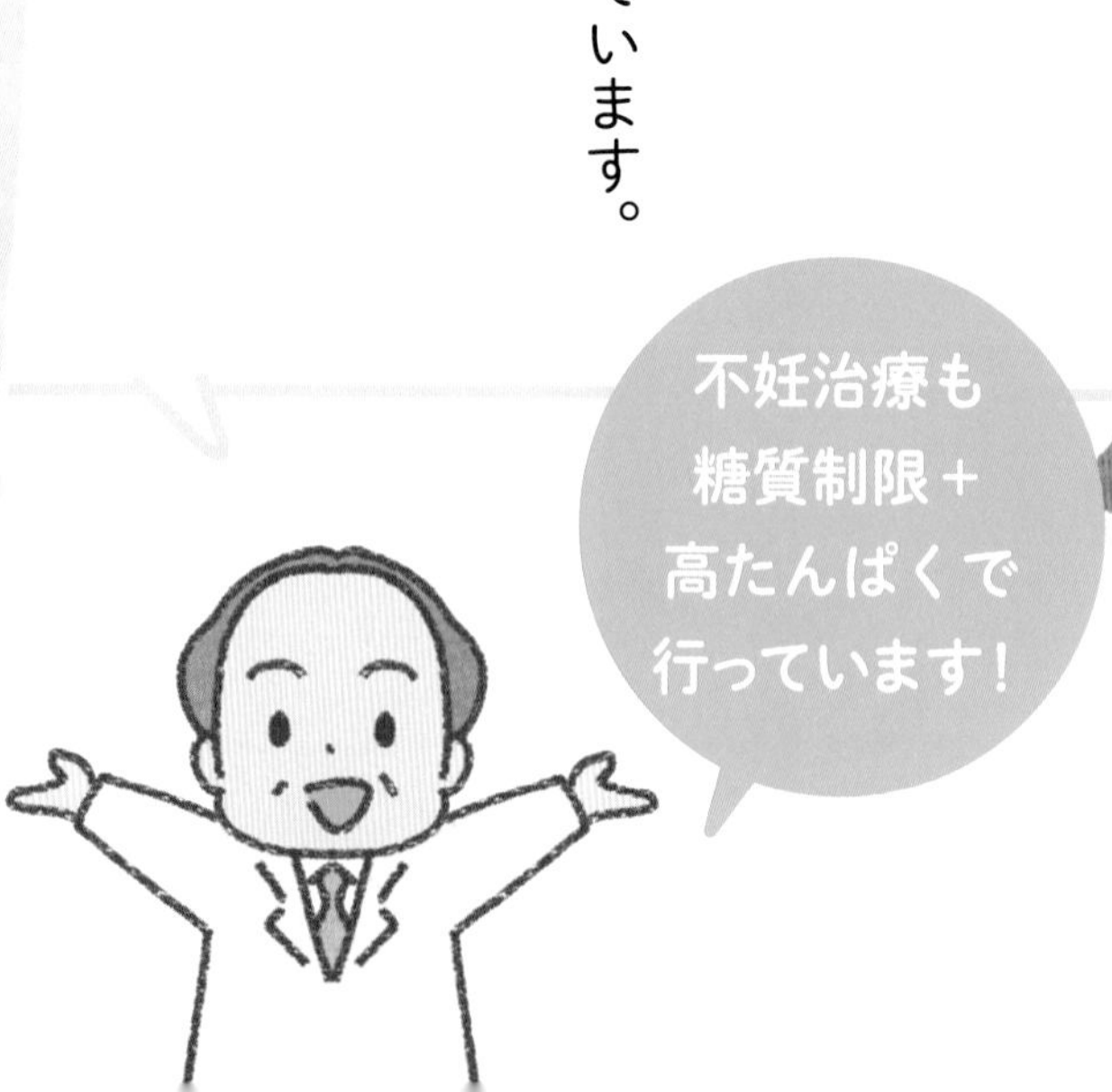
不妊治療も
糖質制限＋
高たんぱくで
行っています！

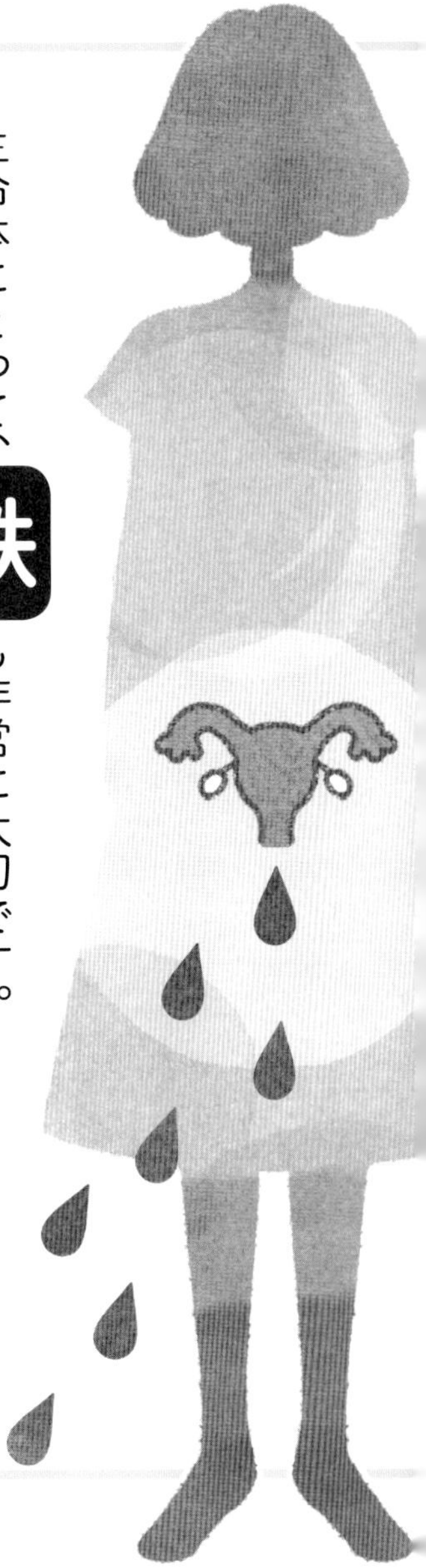

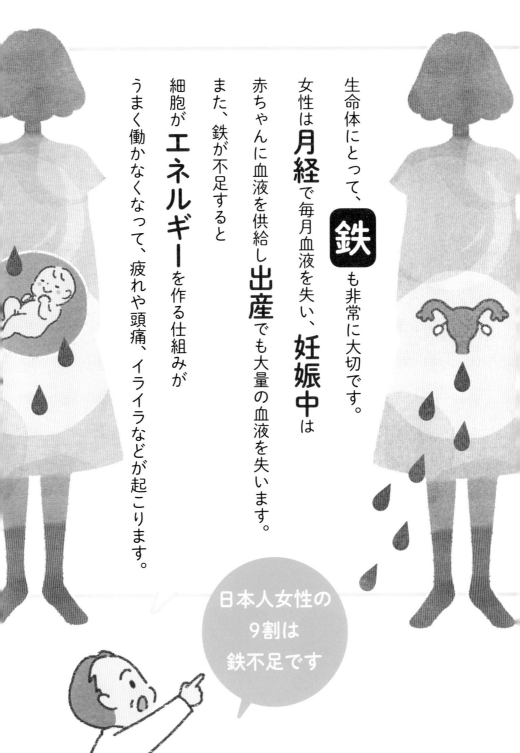

生命体にとって、**鉄**も非常に大切です。
女性は**月経**で毎月血液を失い、**妊娠中**は
赤ちゃんに血液を供給し**出産**でも大量の血液を失います。
また、鉄が不足すると
細胞が**エネルギー**を作る仕組みが
うまく働かなくなって、疲れや頭痛、イライラなどが起こります。

足りてる？

取り過ぎ？

栄養チェック!!

□肉の脂身はなるべく避ける
□バターや生クリームは
　太るから取らない
□体力がなくて疲れやすい
□生理不順がある
　（ホルモンバランスが悪い）
□便秘気味
□すぐ風邪をひく

↓

脂質不足！

↓

□肉・卵・魚を
　あまり食べていない
　食べたとしてもほんの少量
□胃腸が弱い
□傷がなかなか治らない
□肌や髪が荒れやすい
□爪が弱い

↓

たんぱく質不足！

↓

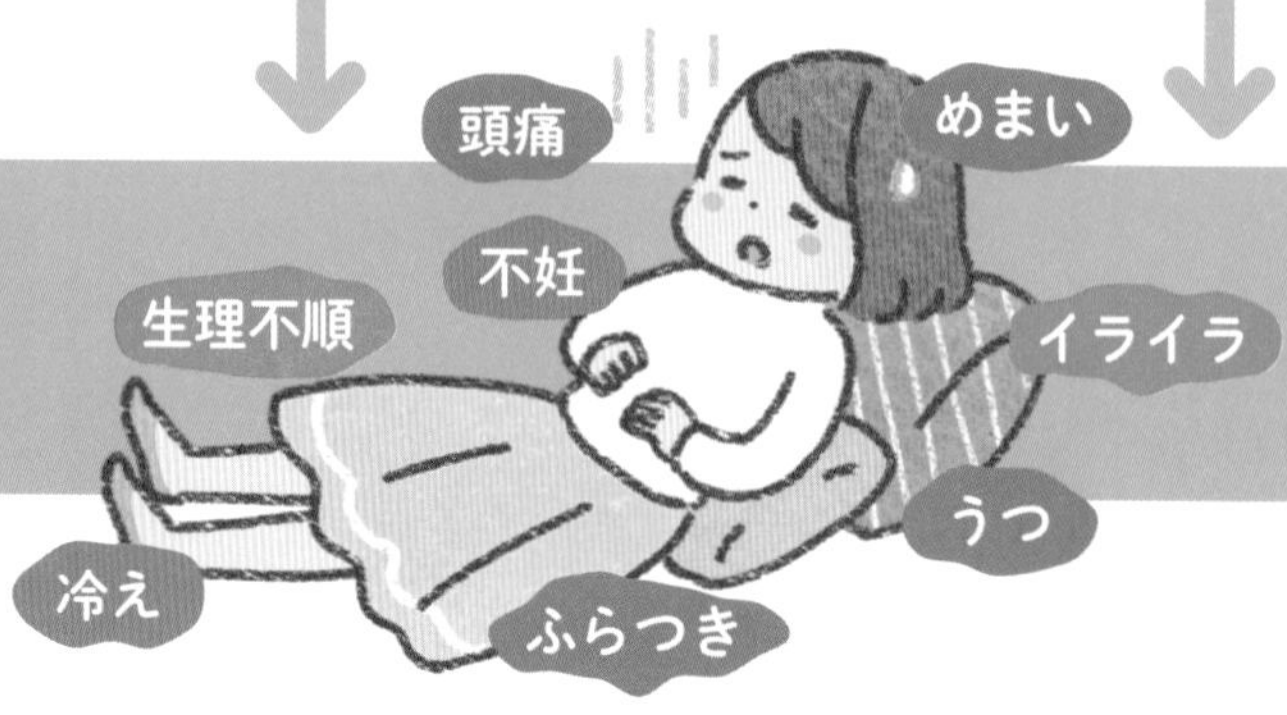

頭痛
めまい
不妊
生理不順
イライラ
うつ
冷え
ふらつき

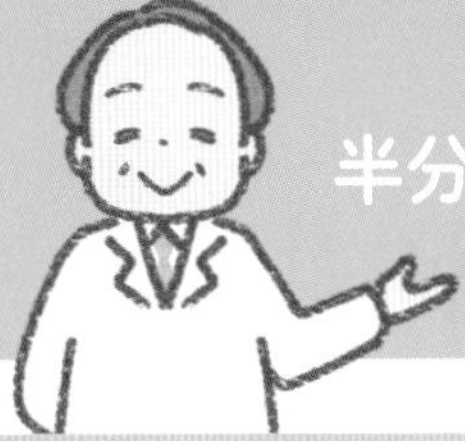

半分以上当てはまるようなら要注意！

□毎食必ずパン、ご飯、麺を食べている

□カレーライスや牛丼など一皿料理が多い

□甘いものを毎日食べている

□甘味のある清涼飲料水をよく飲む

□食後に眠くなることがよくある

□肥満

↓

糖質の取り過ぎ！

↓

□生理の出血量が多い

□妊娠・出産経験がある

□めまいや立ちくらみがある

□顔色が悪い

□落ち込みや不安感が強い

□冷え性

↓

鉄不足！

↓

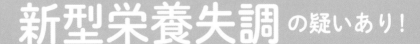

新型栄養失調の疑いあり！

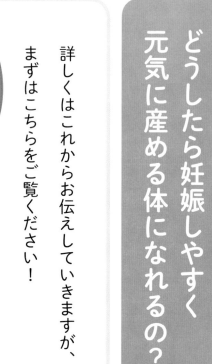

どうしたら妊娠しやすく
元気に産める体になれるの？

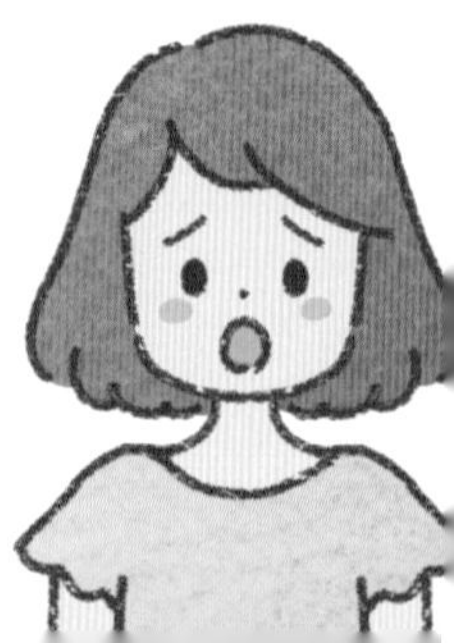

詳しくはこれからお伝えしていきますが、
まずはこちらをご覧ください！

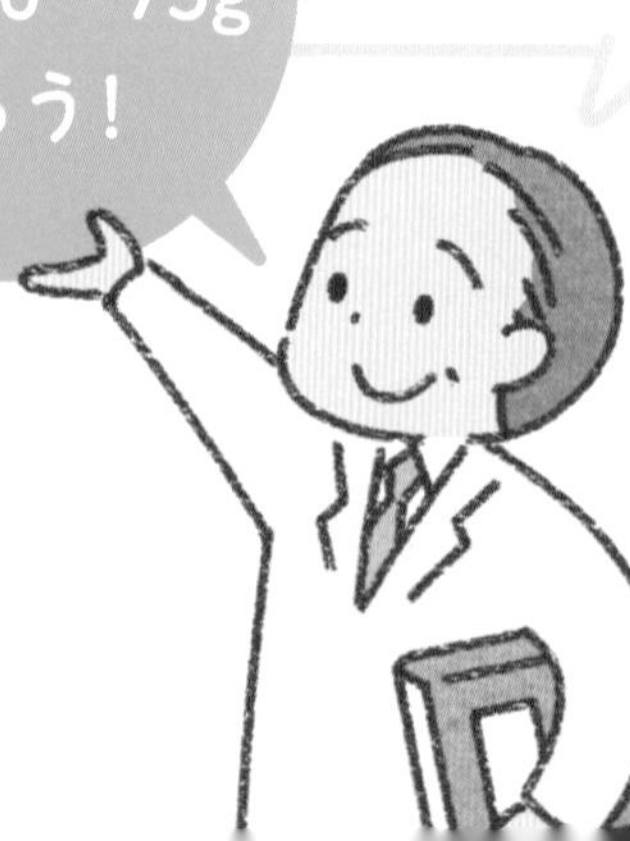

妊婦さん&お母さんに

1日に食べてほしい食品量の目安

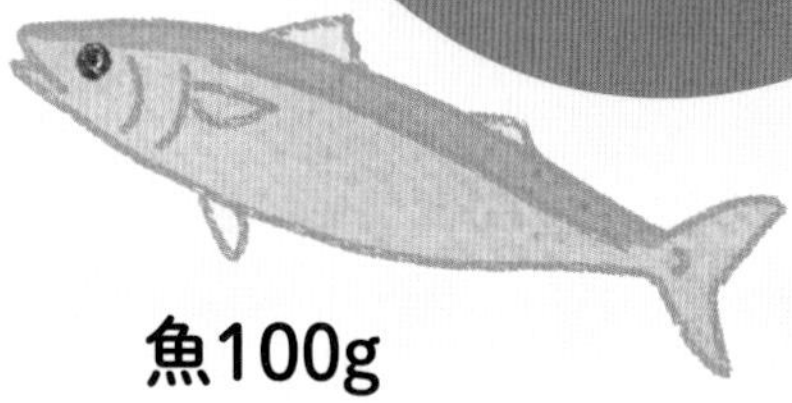

魚100g

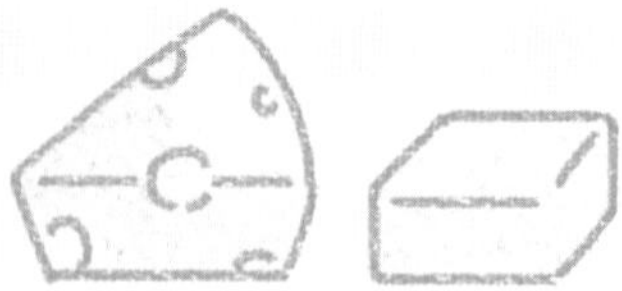

チーズ60g

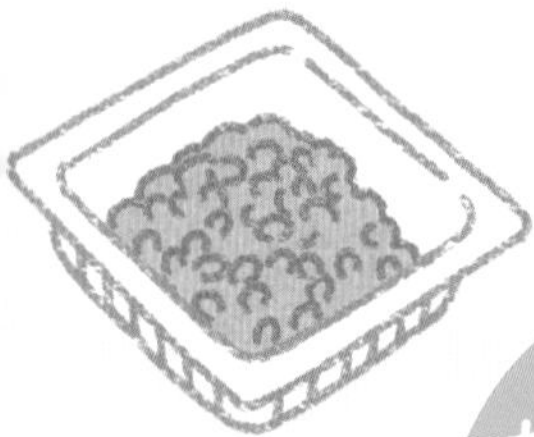

納豆
1パック

たんぱく質は
1日に50〜75g
取ろう！

恐縮ですが
切手を貼っ
てお出しくだ
さい

郵便はがき

141-0031

東京都品川区西五反田
2−19−2 荒久ビル4F

アチーブメント出版(株)
ご愛読者カード係行

お名前				男・女	歳
ご住所	(〒 -)				
ご職業					
メール アドレス	@				
お買上 書店名	都道 府県	市区 郡	書店		

この度は、ご購読をありがとうございます。
お手数ですが下欄にご記入の上、ご投函頂ければ幸いです。
このカードは貴重な資料として、
今後の編集・営業に反映させていただきます。

●本のタイトル

●お買い求めの動機は

①広告を見て（新聞・雑誌名　　　　　　　　　　　　　）
②紹介記事、書評を見て（新聞・雑誌名　　　　　　　　　）
③書店で見て　④人にすすめられて　⑤ネットで見て
⑥その他（　　　　　　　　　　　　　　　　　　　　　）

●本書の内容や装丁についてのご意見、ご感想をお書きください

●興味がある、もっと知りたい事柄、分野、人を教えてください

●最近読んで良かったと思われる本があれば教えてください

本のタイトル
ジャンル
著者

●当社から情報をお送りしてもよろしいですか？
（　はい　・　いいえ　）

ご協力ありがとうございました。

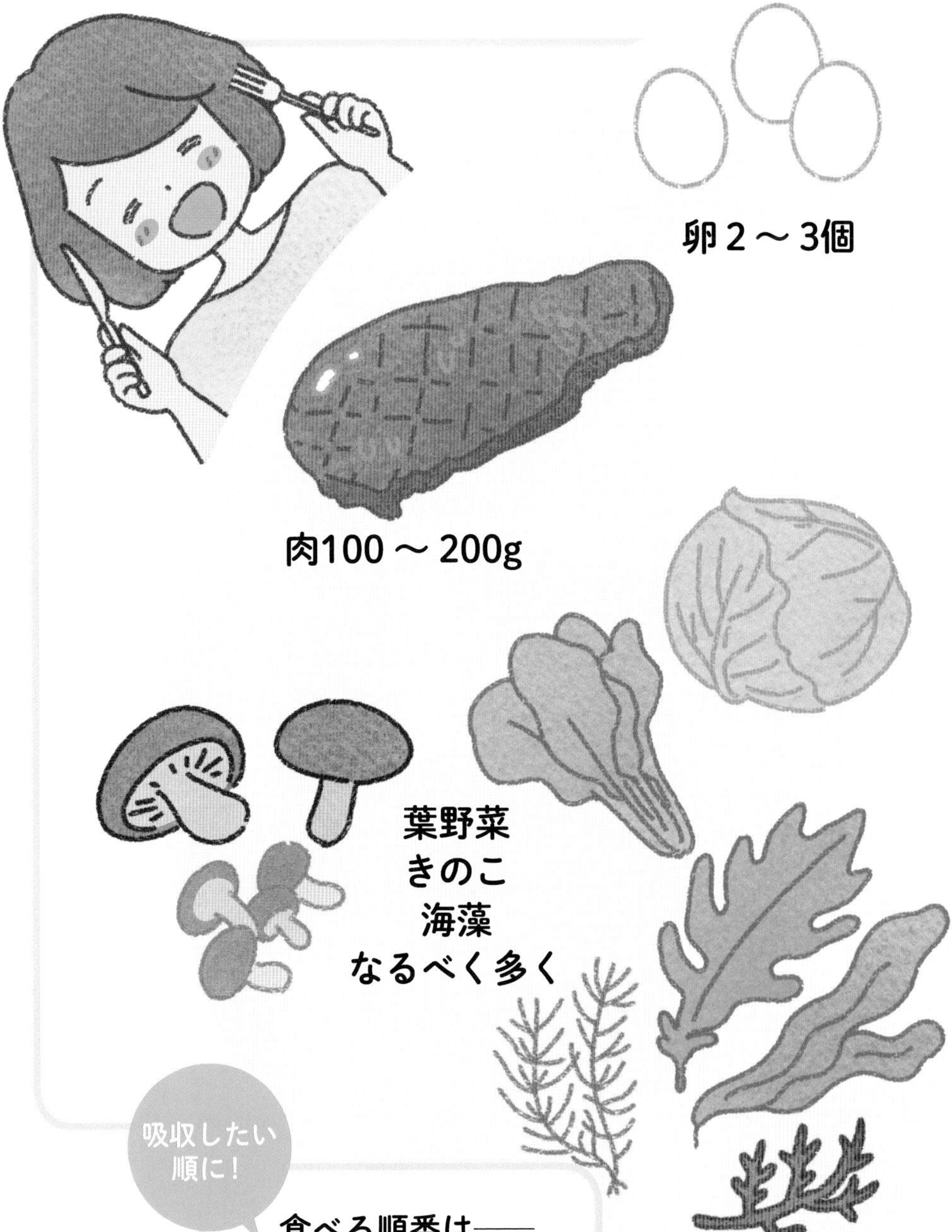
卵2～3個
肉100～200g
葉野菜
きのこ
海藻
なるべく多く
吸収したい
順に！
食べる順番は――
おかずを先に食べて、
ご飯は最後に！

ご飯やパンは食べちゃダメなの？

食べても構いません！
が、**自分の目的に合った量**を考えましょう。
詳しい量は本編で説明します。

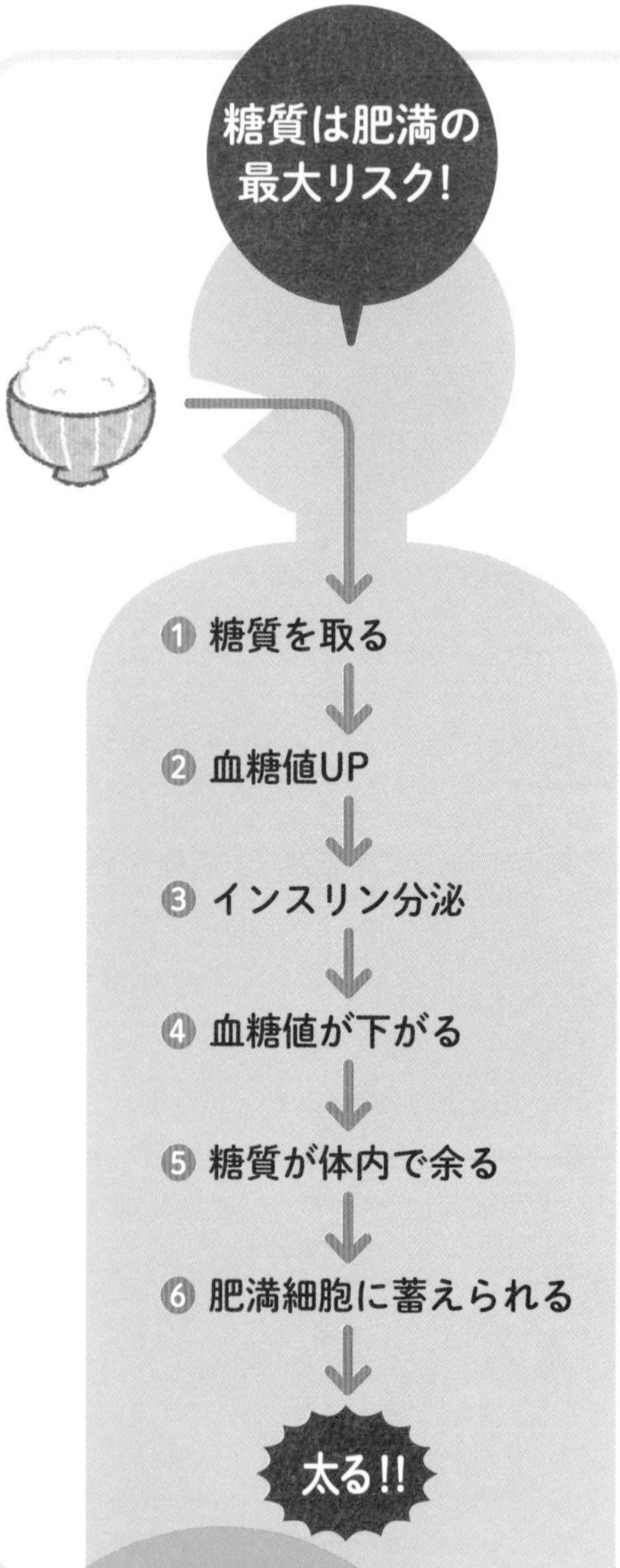

妊婦さんは血糖値が下がりにくくなるので特に過剰な糖質摂取はNG!!

糖質の多い食品、角砂糖にすると何個分？

主食

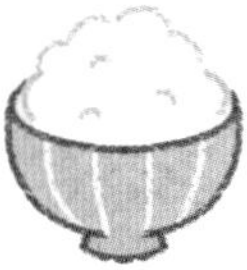

ご飯1杯
（糖質54g）
＝
角砂糖18個

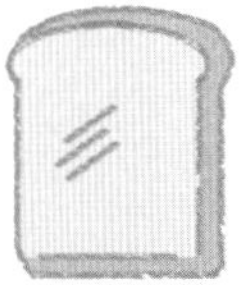

食パン１枚
（糖質27g）
＝
角砂糖９個

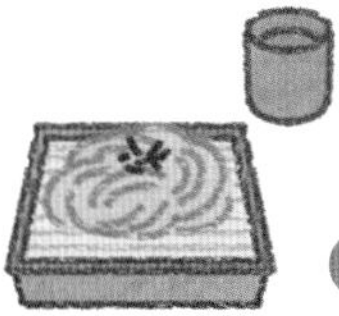

そば１人前
（糖質60g）
＝
角砂糖20個

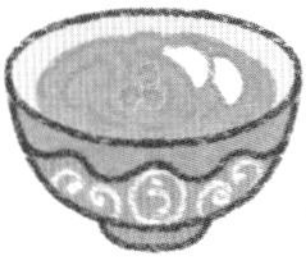

うどん１人前
（糖質63g）
＝
角砂糖21個

一品料理

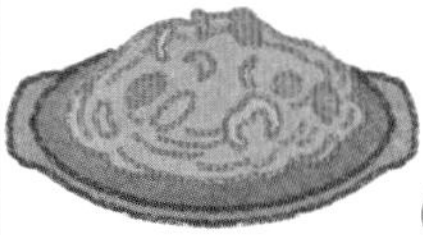

ナポリタン
（糖質78g）
＝
角砂糖26個

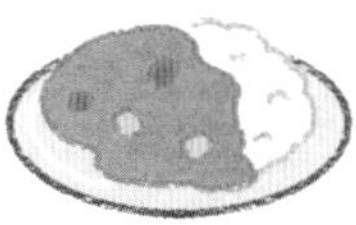

カレーライス
（糖質108g）
＝
角砂糖36個

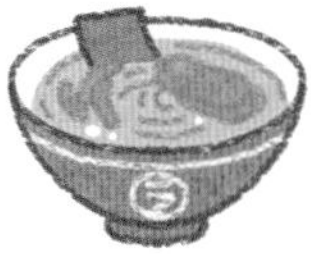

ラーメン
（糖質60g）
＝
角砂糖20個

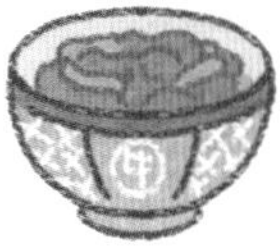

牛丼
（糖質110g）
＝
角砂糖37個

飲み物

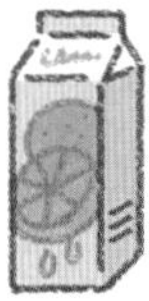

オレンジジュース
コップ1杯200ml
（糖質21g）
＝
角砂糖7個

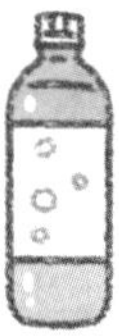

サイダー
ペットボトル1本500ml
（糖質51g）
＝
角砂糖17個

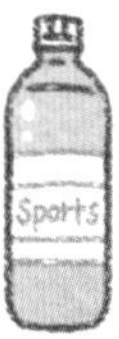

スポーツドリンク
ペットボトル1本500ml
（糖質30g）
＝
角砂糖10個

果物・イモ類

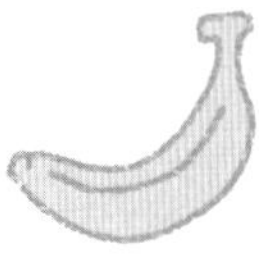

バナナ
（糖質24g）
＝
角砂糖８個

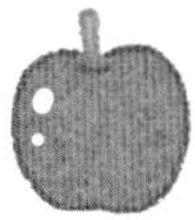

リンゴ
（糖質36g）
＝
角砂糖12個

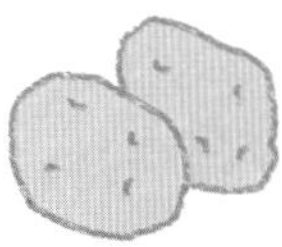

ジャガイモ
（糖質15g）
＝
角砂糖５個

たんぱく質を取るコツは？

体に吸収されやすい**肉・卵・魚**などの**動物性たんぱく質**から取ることを基本にしてください。

プロテインスコア

卵	100
肉	90
魚	90
チーズ	83
豆腐	55

プロテインスコアはたんぱく質の品質を評価する指標。点数が高いほど良質です！

たんぱく質摂取目安は1日50～75g！

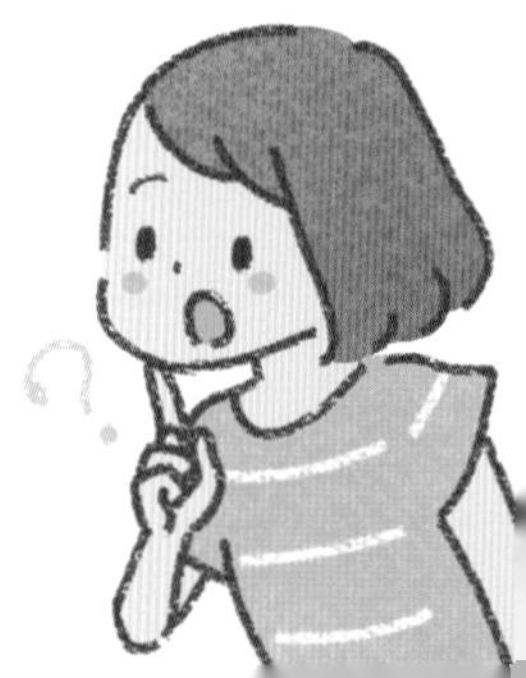

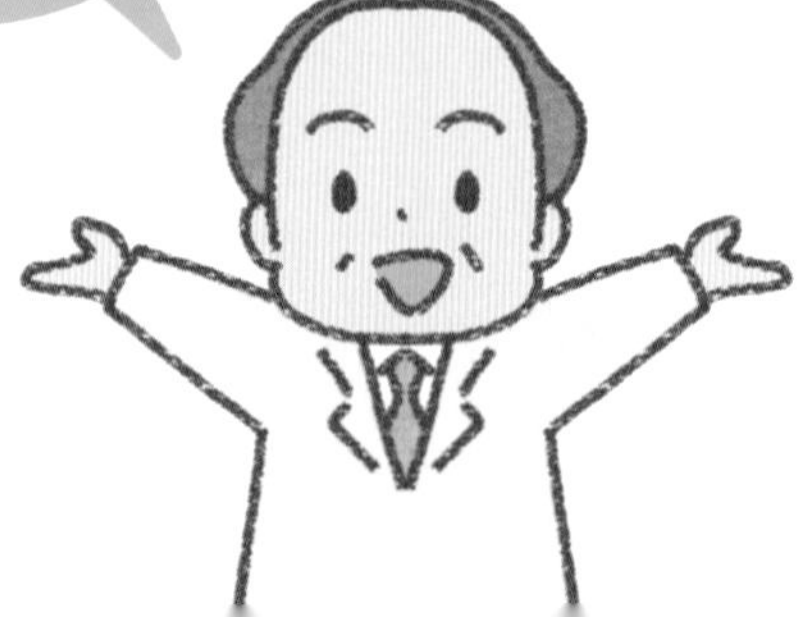

大豆などの植物性たんぱく質は、動物性と
組み合わせるとお互いの栄養素が補い合えます。

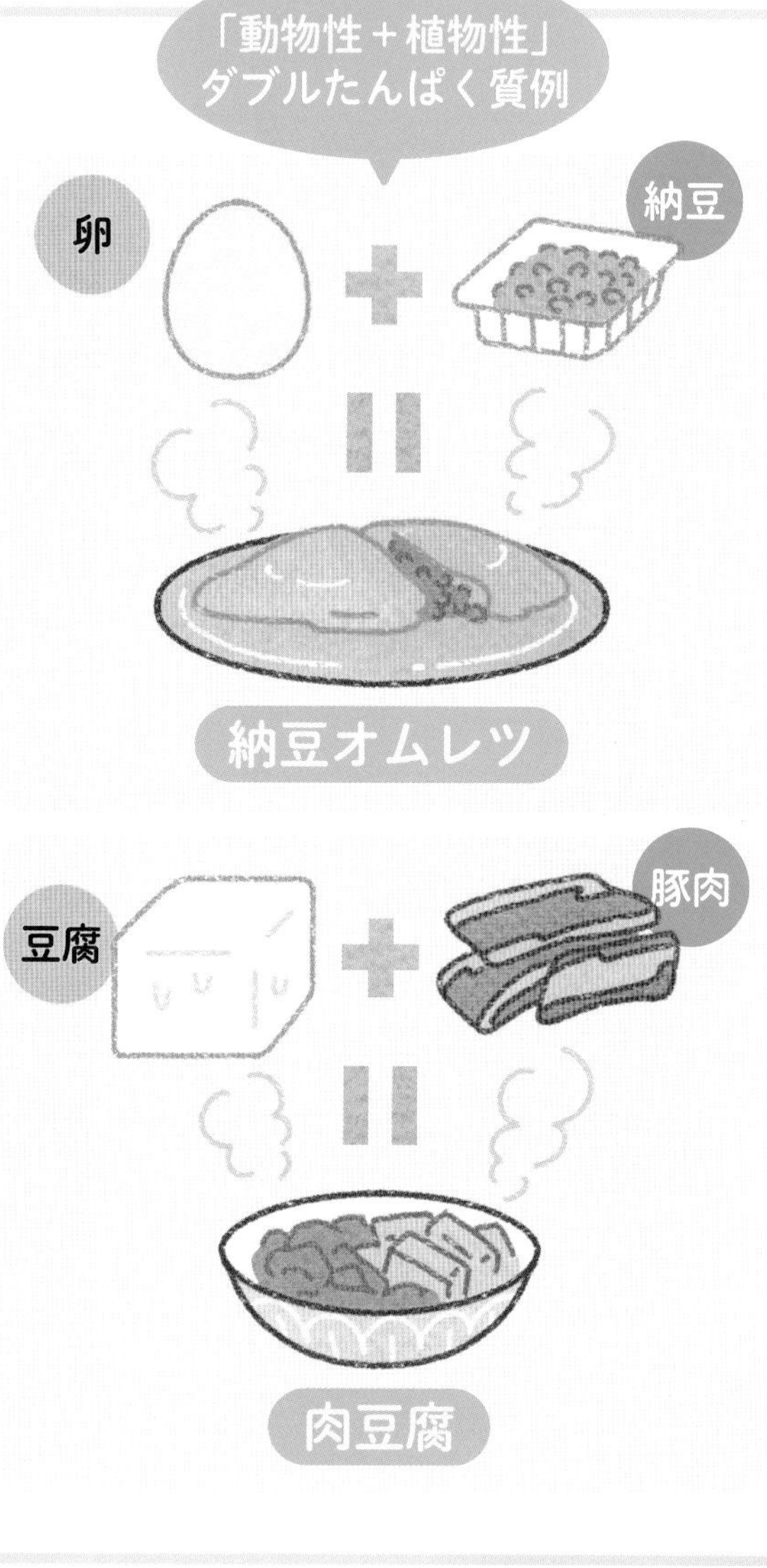
「動物性＋植物性」
ダブルたんぱく質例
卵
納豆
納豆オムレツ
豆腐
豚肉
肉豆腐

プロテインも
お勧め！

肉や卵がたくさん食べられないときはプロテインに頼るのもアリ。動物性たんぱく質の「ホエイプロテイン」がお勧めです。

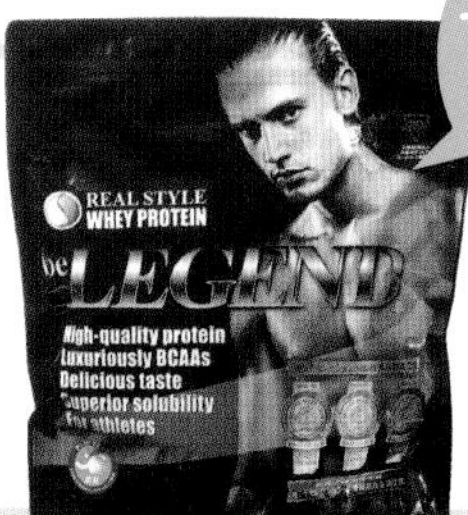

脂質を取るコツは？

取ってほしい油と控えてほしい油があります。

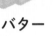

OK油

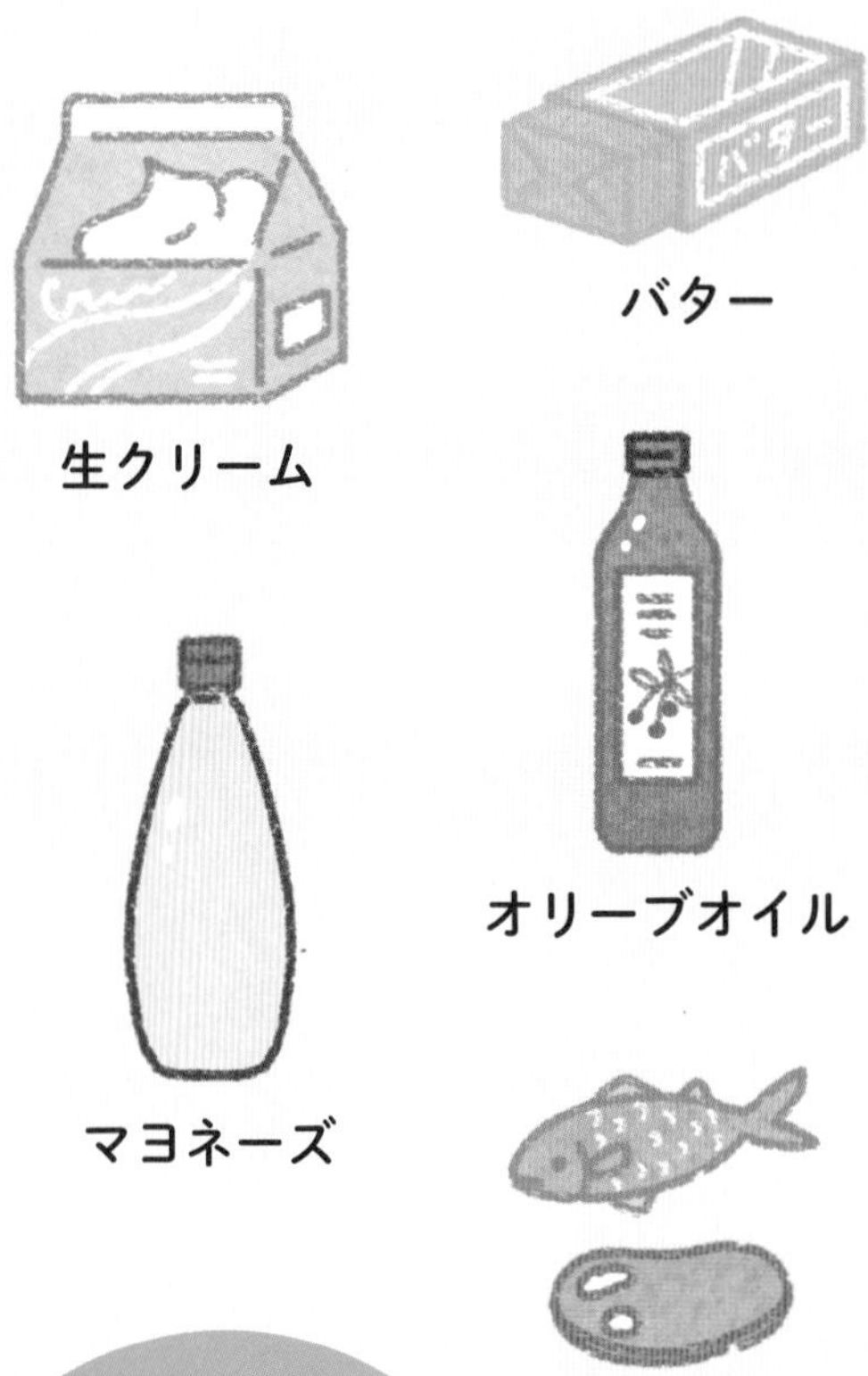

脂質は母子のエネルギー、脳の栄養としても必須です！

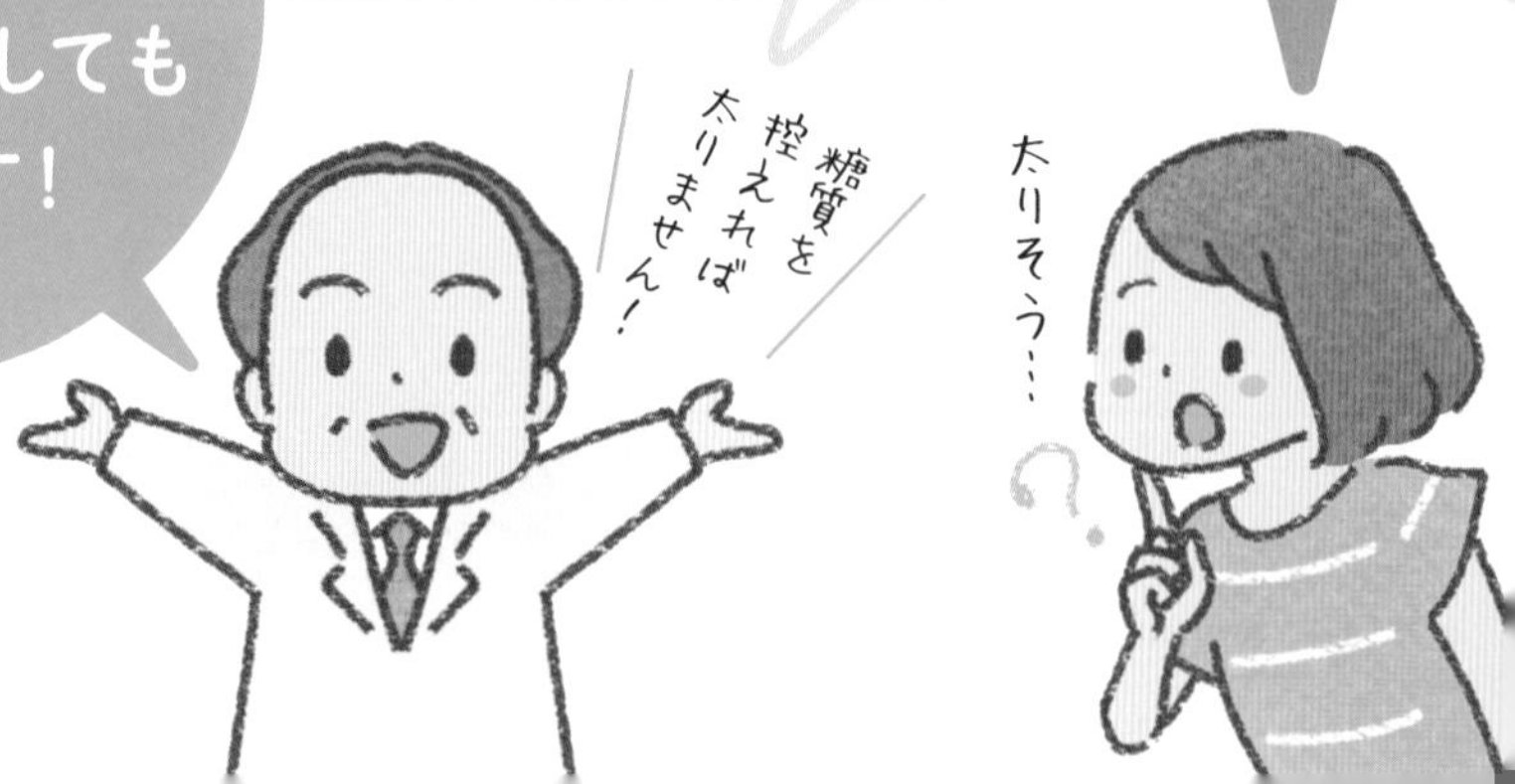

原材料を
チェック
しよう！

- ショートニング
- マーガリン
- 植物油脂
- 植物性ホイップクリーム

▼

などは

「トランス脂肪酸」

を含みます！

〈食品表示例〉

> 小麦粉、ホイップクリーム、砂糖、卵、ショートニング、マーガリン、加工油脂、パン酵母……

NG油

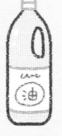

サラダ油

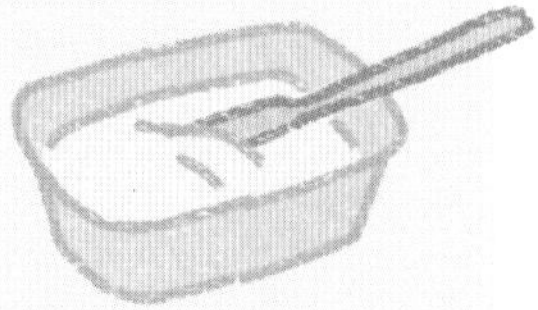

マーガリン

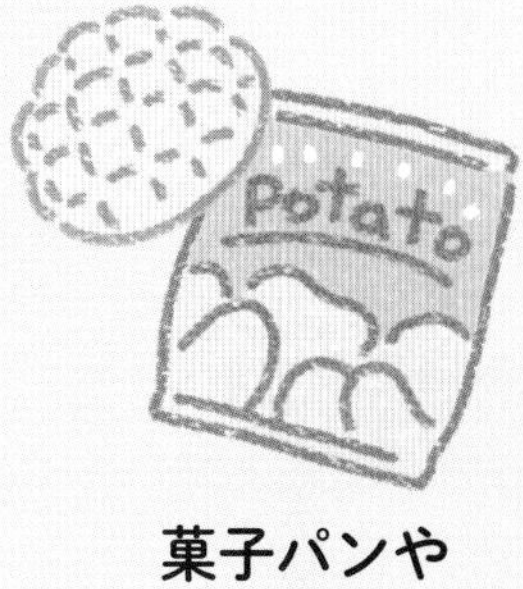

菓子パンや
スナック菓子の油

トランス脂肪酸に注意！

食品の加工段階で精製されたり、水素添加されたりした油に含まれる一成分が「トランス脂肪酸」。加工食品や精製植物油に含まれています。多量摂取による動脈硬化やがん、糖尿病、アレルギーとの関係が疑われていることから欧米各国で規制が進んでいるほか、WHOでも注意勧告を出していますが、日本ではまだ規制はありません。

鉄を取るコツは？

鉄は生命活動を支える大切な栄養素。
食事だけで必要量を満たすのは難しいので、
月経がある女性は次の方法もプラスしましょう！

1 病院から処方される鉄剤を飲む

「鉄欠乏性貧血」と診断されたときに病院から処方されるのが、経口用鉄剤です。処方箋が必要な処方薬です。

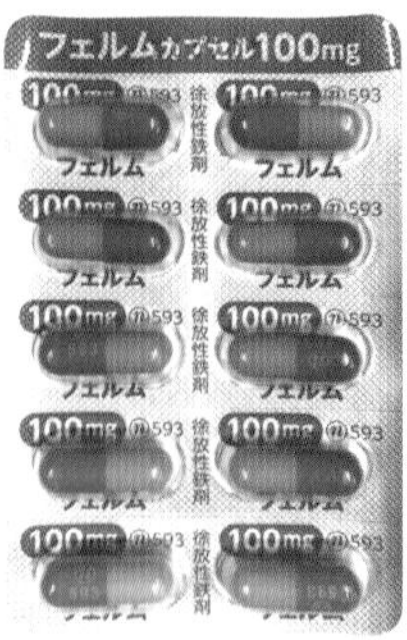

当院で処方している経口用鉄剤「フェルムカプセル」は1錠に100mgの鉄が含まれています。

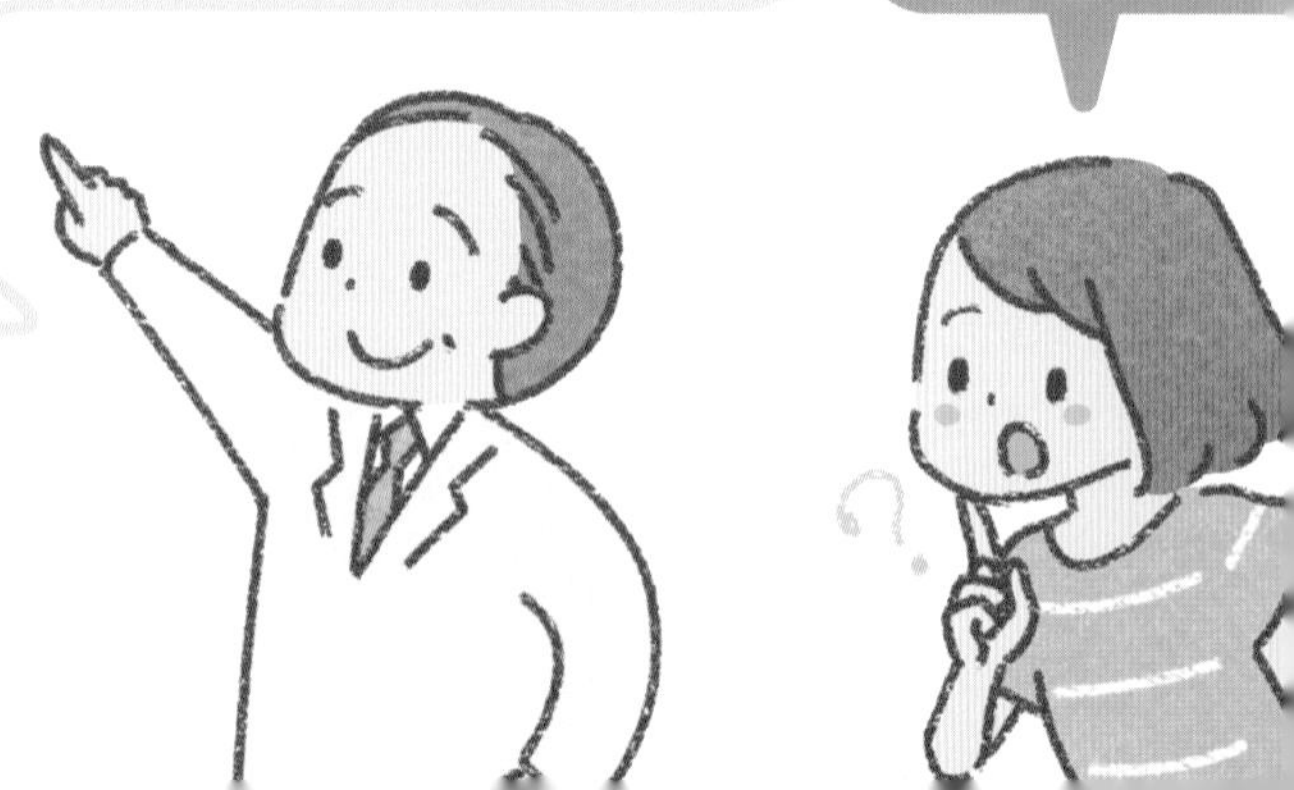

2 鉄のサプリに頼る

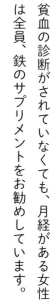

貧血の診断がされていなくても、月経がある女性には全員、鉄のサプリメントをお勧めしています。

3 鉄強化商品を活用する

最近では鉄が添加された食品やグッズが増えてきたので、それらを取り入れるのも一手。

「産後うつ」は鉄不足から！

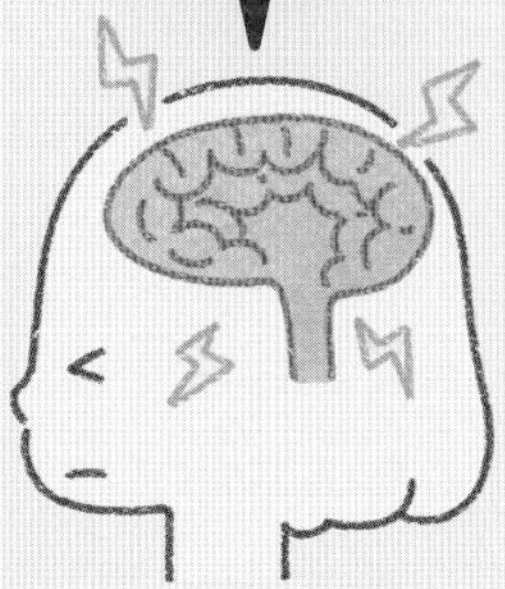

脳内の神経伝達物質の生成をサポートする鉄が不足すると、精神が不安定になってうつになりやすくなる。貧血がある産婦はうつの発症リスクが上がるという研究データも。

生理の出血量が多い人は低用量ピルを使うことも

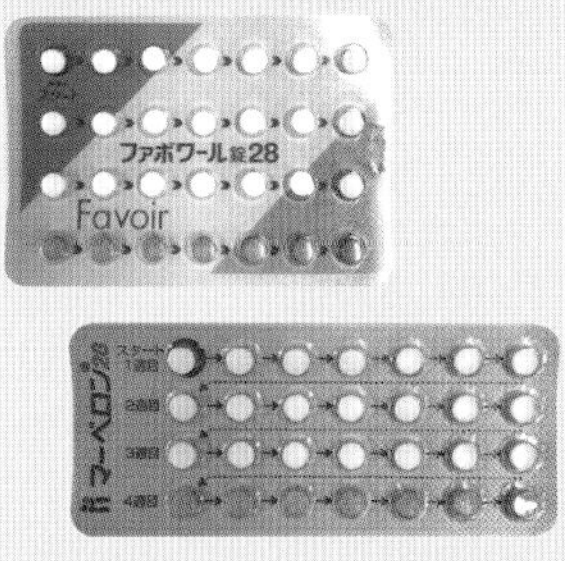

生理の出血量が多い女性の場合は、鉄欠乏が重症化しやすい。そこで、原因から解決するために、低用量ピルを使うことも。出血量が減り、鉄不足が解消したところで妊娠希望時期を相談する。

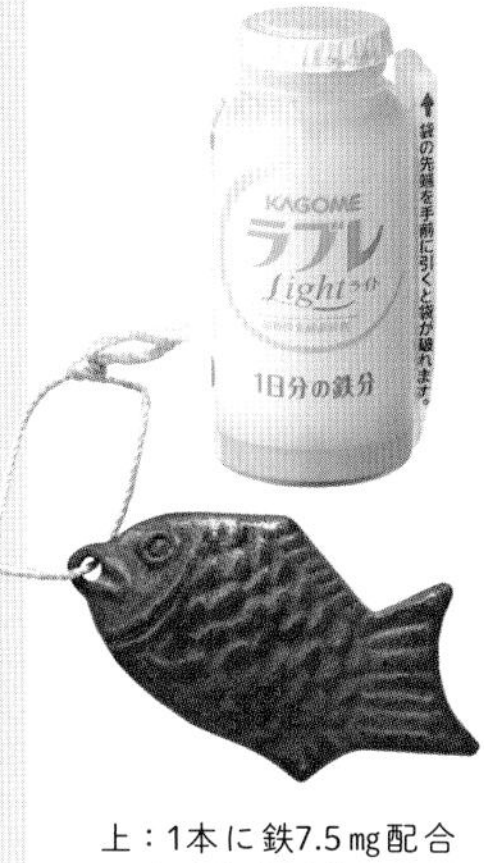

上：1本に鉄7.5㎎配合の乳酸菌飲料「カゴメラブレLight 1日分の鉄分」は糖質オフなのがうれしい。下：お味噌汁や煮物の鍋に入れるだけの「鉄玉」は、手軽に鉄補給ができる。

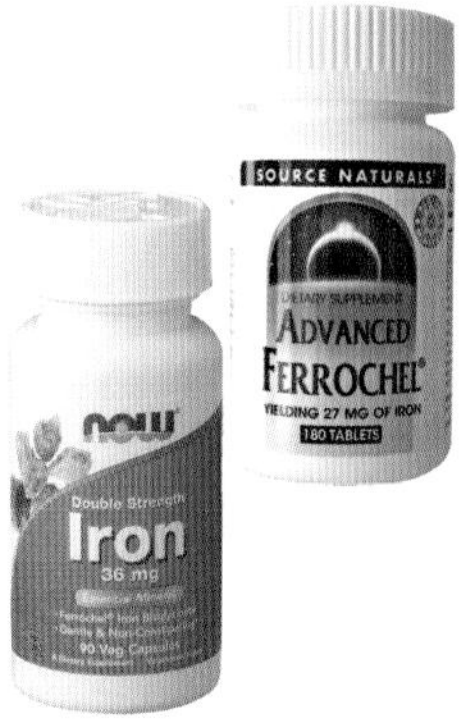

どちらも体内への鉄吸収を高める加工がされた「キレート鉄」配合。右：「Source Naturalsアドバンストフェロケル」は1粒に鉄27㎎配合。左：「Now Foods Iron」は1粒に鉄36mg配合。どちらもアメリカのサプリメント販売サイト「iHerb」（https://jp.iherb.com）で1000円前後で購入可能。

と、ここまででお分かりのように、
私が妊婦さんたちにやってもらっている
主食や甘いものを控えて、
肉・魚・卵をしっかり取ろうという食事は、

人間の体に必要な

たんぱく質と脂質を強化した

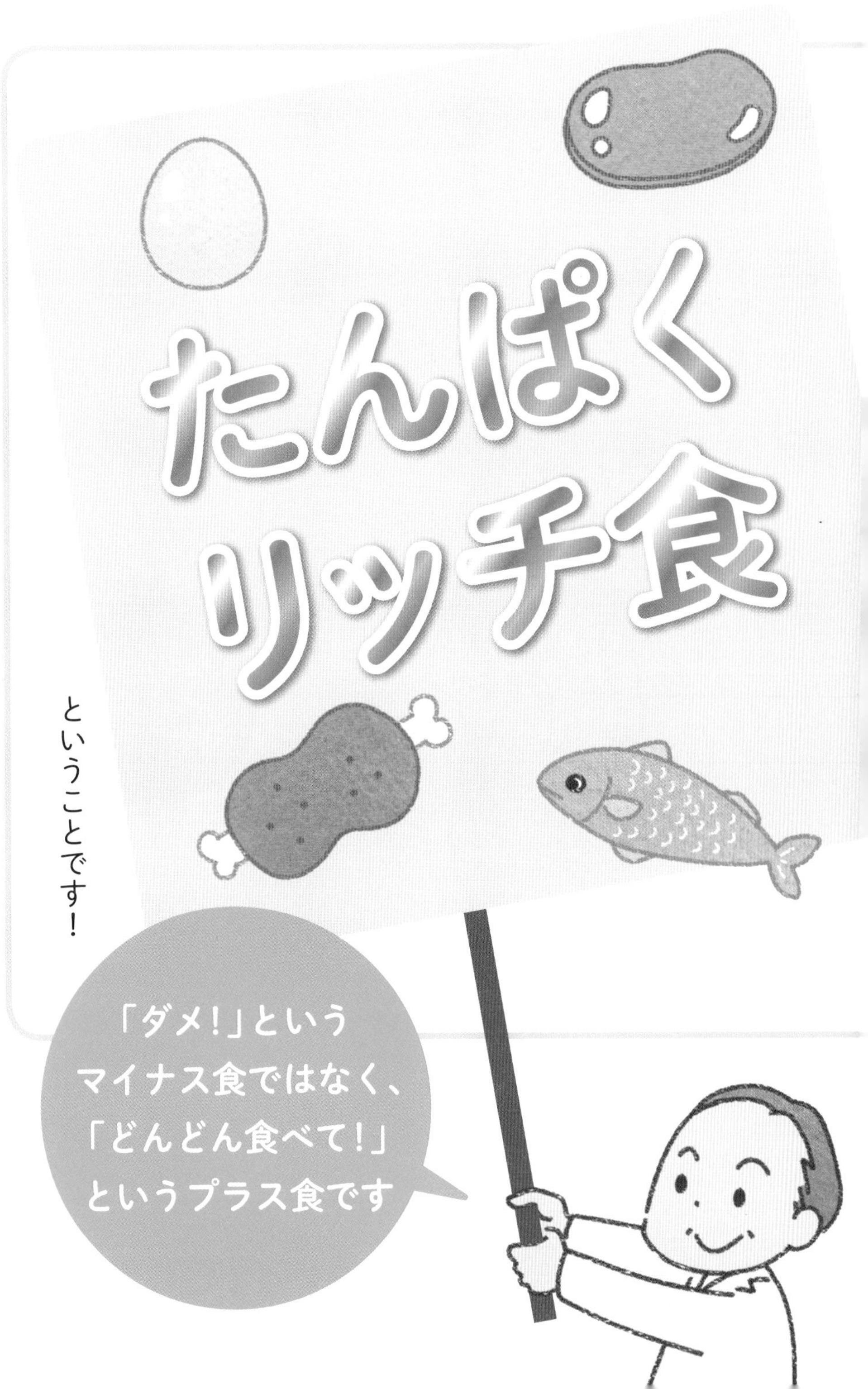

たんぱく
リッチ食
ということです！
「ダメ！」という
マイナス食ではなく、
「どんどん食べて！」
というプラス食です

いかがですか？
何も難しいことをする
必要はありません。
ご飯やパン、麺を減らして
肉や魚、卵をたっぷり取るだけ。

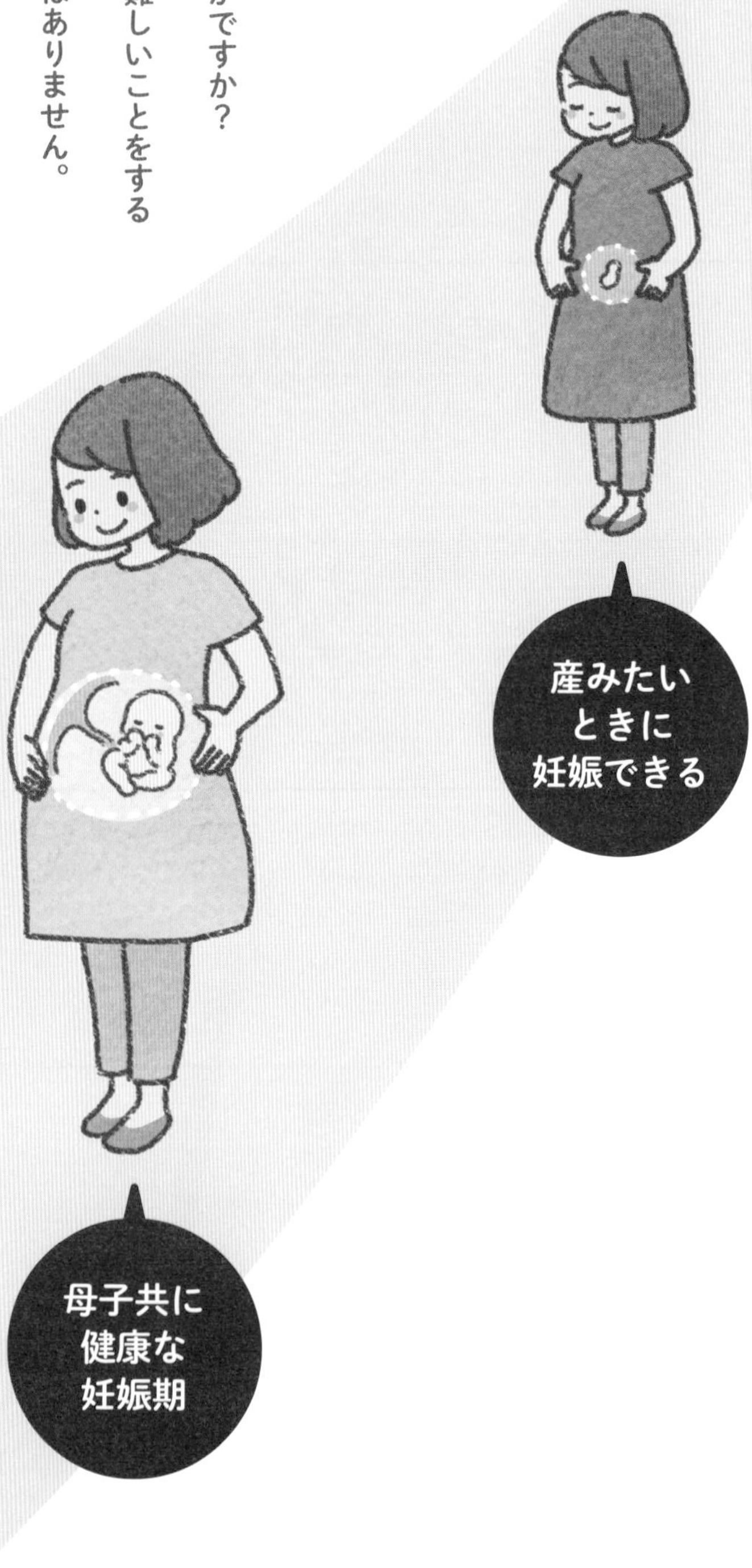

たんぱくリッチ食

にするだけです。

そうして必要な栄養素を体に満たすだけで、
妊娠から出産、育児までの
お母さんと赤ちゃんの体と心が
健やかに保たれます。

そして、幸せな子育て期につながります。

これから、そんなお話を
詳しくお伝えしていきましょう。

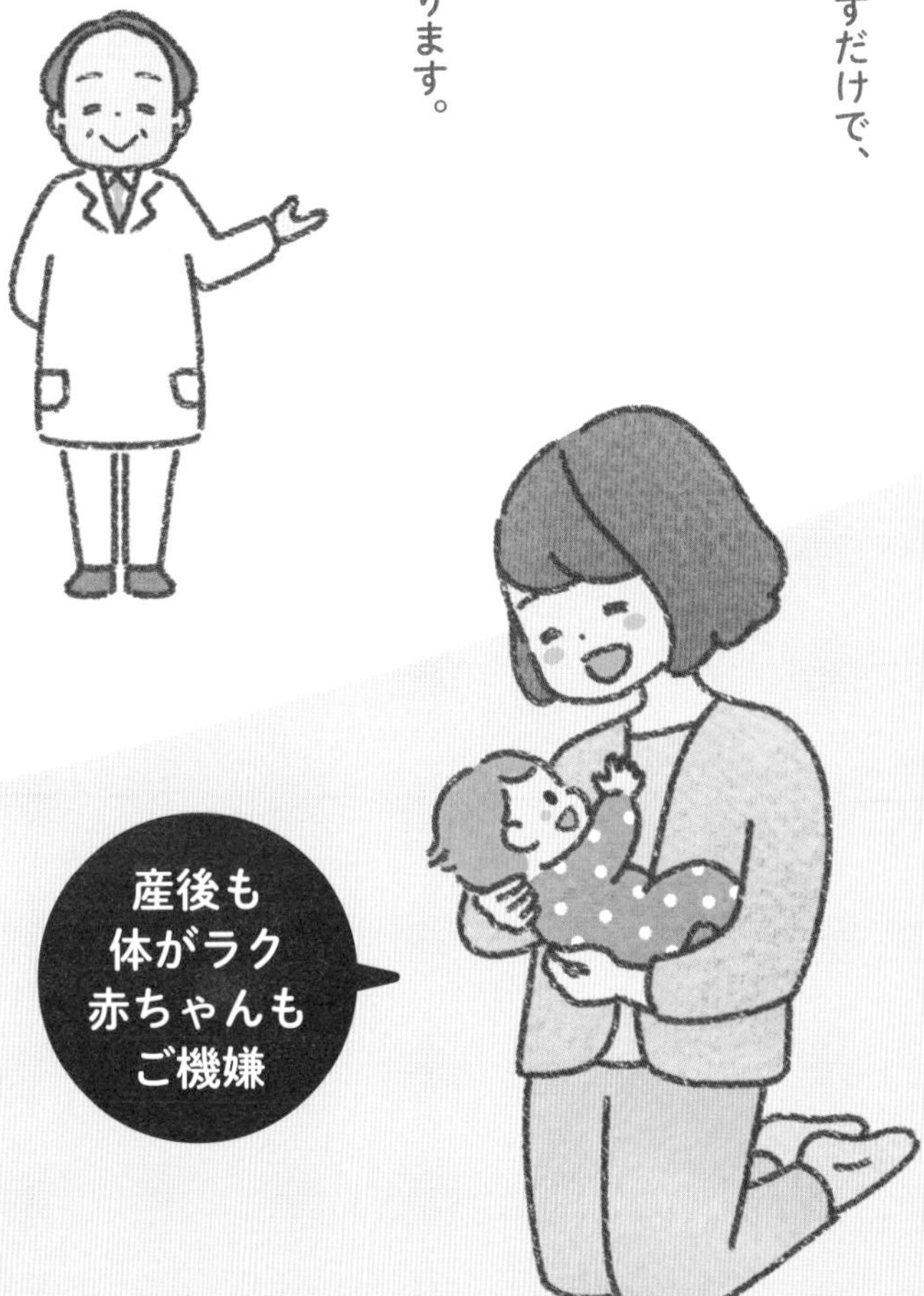

はじめに

妊婦も産婦も赤ちゃんも！「たんぱくリッチ食」の勧め

卵に必要なのは糖質ではない

本書を手に取っていただき、ありがとうございます。

この本は、子どもを授かり、産み育てるまでの「高たんぱく質＋糖質制限」をベースとした生活習慣や必要な知識についてお伝えするために記したものです。

なぜ、「高たんぱく質＋糖質制限」なのか？　とお感じになる方もたくさんいることかと思います。

まず初めに、そのことについて触れたいと思います。

私が産婦人科医として、多くの患者さんの不妊治療や妊娠・出産、新生児期からの育児に携わってきて一番強く感じているのは、良い栄養を取り続けることが全ての基礎になるということです。

良い栄養というのは、従来の栄養学が伝える「ヘルシー」とか「バランスの良い」という栄養ではなくて、**たんぱく質と脂質を意識して摂取することをベースにし、必須栄養素に満ちたものが大切**だということです。

そのため、本書で私がお伝えしたい高たんぱく質＋糖質制限とは、「糖質を制限するキツイ食事法」ではなく、「たんぱく質が豊富（リッチ）な食事」を意味しています。つまり、我慢するばかりではなく、おいしくて栄養たっぷりのものをしっかり食べる！　というプラスがとても多い食事内容となるのです。

私はこれを、

「たんぱくリッチ食」として患者さんに説明を行っています。

私は２０１５年に『ケトン体が人類を救う』（光文社新書）という本を書きました。

そこでは、多くの妊婦さんや新生児は、妊娠・出産期にケトン体を利用していることを明らかにしました。従来は「胎児はブドウ糖で生きているから、継続的に母体は糖質を取り続けないといけない」といわれてきました。

ところが、**脂肪の代謝産物であるケトン体がたくさん存在するということは、胎児・新生児・妊婦にとって、大切な栄養は脂肪だということを意味します。**

赤ちゃんは、ケトン体で生きていることが分かったのです。

例えば、冒頭でもご紹介した通り、鶏卵は水分を除けばたんぱく質と脂質でできていて、ビタミン・ミネラルも豊富です。しかし炭水化物、糖質はゼロです。それでもヒナになり、生まれてすぐに走り回ることができます。

脊椎動物は、哺乳類を除けば卵生です。この卵には、糖質はありません。哺乳類も実は卵から生命をスタートします。

人間も卵子と精子から始まります。ここにも糖質はありません。たんぱく質と脂質だけです。

私たちが調べたところでは、妊娠6週の胎児も20週の胎児も高濃度のケトン体の中にいて、糖質は極めて少ないのです。こういったことから、人間の根源的なエネルギー源は脂肪にあると思っています。

また、母乳は55%が脂質で占められています。母乳中にも糖質は含まれていますが、それは「乳糖」というもので、ブドウ糖のように急激に血糖値を上げることはありません。つまり、乳児のエネルギー源もまた、脂肪ということです。

そのため、離乳の際にも脂質を継続することは絶対に必要です。赤ちゃんのエネルギー源が枯渇してしまうからです。

もちろん、爆発的な成長期ですから、体を作るたんぱく質も必須です。

離乳食は、たんぱく質と脂質を大切にした内容にすることが大前提です。

高たんぱく質＋糖質制限は不妊治療にも効果を表す

私は、糖質制限の栄養指導を始めて10年になります。

この方法は不妊治療にも役立ちますし、妊娠中は、たとえ糖尿病がある妊婦さんであっても血糖値の上昇もなく快適に過ごせています。しかも安産で、生まれた赤ちゃんもすこぶる順調に成長していることを経験しています。

なぜ糖質制限が不妊治療に役立つのかについても、本書では後ほど詳しくお伝えしていきます。

糖質制限という食事法もこの10年間で広く知られるようになり、多くの方が実践して、良い結果を出しています。

しかし、一部には妊婦や新生児には良くないという医師や管理栄養士もいます。そのため、現在でも、妊婦さんに1日のエネルギー摂取のうち、60％を炭水化物から摂取せよ、という糖質過多な食事法を勧める学会が、妊婦さんの栄養指導では圧倒的に主流で存在しています。

はっきり言って、現在の学会推奨の治療法や管理法は、明らかに間違っていると私は考えています。

低カロリーで糖質過多の食事をさせて栄養失調にし、血糖値が上がると妊婦にはインスリンが効かないのにインスリンを使う――この不毛なだけでなく、健康を大きく損なうことさえある治療を一刻も早くやめるべきです。

当院には、そんな学会の治療法に疑問を抱いたたくさんの妊婦さんたちから毎日のように問い合わせがあり、受診される方も増えています。先にお伝えしたような糖質過多な栄養指導をする医療機関に疑問を持ち、自ら調べて私のところへ行き着いた妊婦さんたちです。

こうした方々の質問に答えていますと、ますます、賢い妊婦さんが増えていること、そして矛盾に満ちた今の栄養指導に気が付かない医療関係者がたくさんいて、両者がせめぎ合っている現状が見て取れます。

たんぱくリッチ食で妊娠・出産・育児を経験したお母さん、妊娠糖尿病を克服したお母さんは、健康食づくりの要となります。そして、それが家族全員に伝播して、一生ものの食習慣として根付くのです。

つまり、次世代を育むこの時期が、分かれ道です。

乳児期からたんぱくリッチ食で生涯を健康に過ごすことができるか。

はたまた、糖質たっぷり、必要な栄養が不足することで体調不良になり、糖尿病やがん、うつや認知症を発症するか。

この分かれ道を正しく幸せになる方向へ向かってほしいという思いから、現時点での高たんぱく質＋糖質制限による妊娠、出産、育児の栄養指導の到達点を整理してまとめたものが、本書です。どうか本書をきっかけに、人間の本来必要な栄養を取って健康な妊娠期を過ごし、出産後には母子共に元気に過ごしてください。

そして、健康を維持するたんぱくリッチな食習慣を家庭に根付かせてください。

私もまた、賢い患者さんから多くのことを学ばせていただいています。

その経験を公開して、多くの医療関係者の皆さんが、一緒に、真の人間栄養学というものを考えてくださることを期待しています。

目次

第1章

妊娠しやすい体のつくり方

第2章

妊娠期の食生活

第3章

薬に頼らず妊娠糖尿病を治す方法

第4章

産後のお母さんと赤ちゃんの食生活

糖質制限・たんぱくリッチ食を実践する時の注意点

糖質制限食・たんぱくリッチ食は、次のような疾患がある場合は、お勧めできません。

❶ **診断基準を満たす膵炎、肝硬変、重い腎機能不全、長鎖脂肪酸代謝異常症（肉などに含まれる長鎖脂肪酸が上手く利用できない）、尿素サイクル異常症（タンパク質の代謝に問題）のある場合**

以上の疾患がある人には高たんぱく食である糖質制限食は向きません。

❷ **糖尿病治療のために内服やインスリン注射をしている場合**

糖質を制限すると低血糖を起こす可能性があります。自己判断で行わず、必ず医師に相談のうえ、始めてください。

また、食事療法には合う人、合わない人がいます。糖質制限食が合わないと判断した場合は、すぐに中止しましょう。

たんぱくリッチ食は、極端な糖質制限でも糖質ゼロを目指すものでもありません。ケトン体をたくさん出すことも目標ではありません。大切なことは、糖質の取り過ぎ、糖質中心の栄養から、必須栄養素であるたんぱく質と脂質を増やしながら現在の糖質量を半分くらいに減らしていくことです。

目的別！

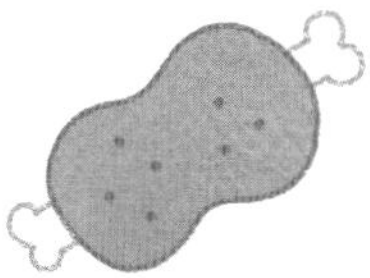

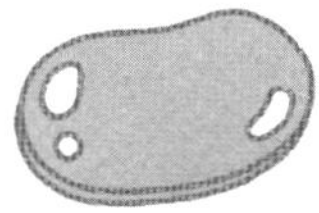

糖質制限＆たんぱくリッチ食レシピ

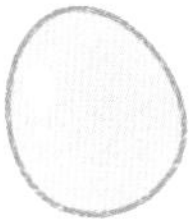

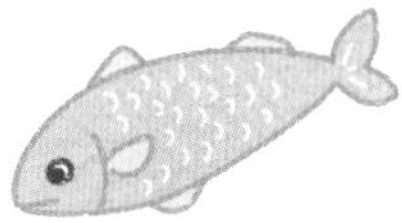

ここでは、妊婦さん、出産後の産婦さん、赤ちゃんのために、
おいしくて低糖質でしっかり栄養が取れるレシピを紹介します。

レシピ・栄養計算　林美穂（宗田マタニティクリニック管理栄養士）

朝 昼 晩の妊娠中の低糖質高たんぱく質献立

赤ちゃんの発育に必要なたんぱく質と脂質がたっぷり取れる上、過度な体重増加、血糖値上昇の心配がない低糖質な朝、昼、晩の献立例を紹介。妊娠前準備の方にも、お勧めです。

健康妊婦さんの ゆる糖質制限 3 カ条

1 糖質は1日150g以下

血糖値に問題のない妊婦さんの場合、1日150gまでは糖質OK。ご飯でいうと茶わん2膳半です。毎食のご飯を半分にしたり、夕食は主食なしにするなどの緩い糖質制限です。

2 毎食必ず肉・魚・卵のどれかを食べる

ラーメンだけ、パスタだけなど、糖質オンリーの食事は避け、必ずたんぱく質をプラスしましょう。1日の摂取目安は体重（kg）×1～1.5g。体重50kgならたんぱく質50～75g。肉、魚、卵のどれかは必ず取ることを意識すれば、脂質も自然と摂取できます。18ページの「プロテインスコア」を参考に、数値の高いものを優先して取るのがお勧めです。

3 カロリーは気にしないで良質な油をしっかりとる

たんぱくリッチ食は、カロリーよりも栄養素優先です。肉や魚、バター、ココナッツオイル、MCTオイルなどの良質な油は、赤ちゃんの脳や体の細胞膜を作るうえで重要な材料となります。また、赤ちゃんの重要なエネルギー源にもなるため、しっかり摂取しましょう。

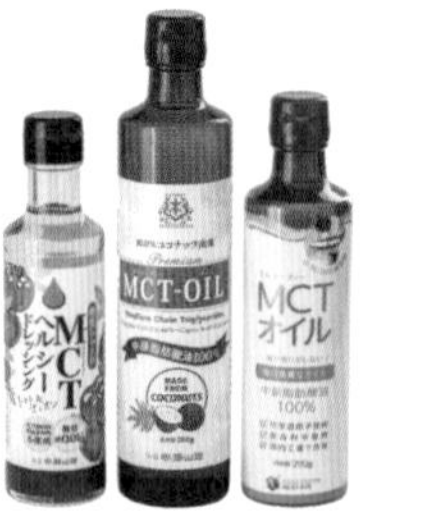

➡中鎖脂肪酸油100％のMCTオイル。肝臓に入るとケトン体をスピーディに産生して赤ちゃんへエネルギーとして届けてくれる。宗田マタニティクリニックでは写真の勝山ネクステージ製品を愛用中。右から勝山ネクステージMCTオイル250ｇ、仙台勝山館MCTオイル360ｇ、MCTヘルシードレッシング200ml（問：勝山ネクステージ ☎022-722-3750）

朝食例

たんぱく質	糖質	脂質	鉄
27.7g	42.0g	65.2g	2.8mg

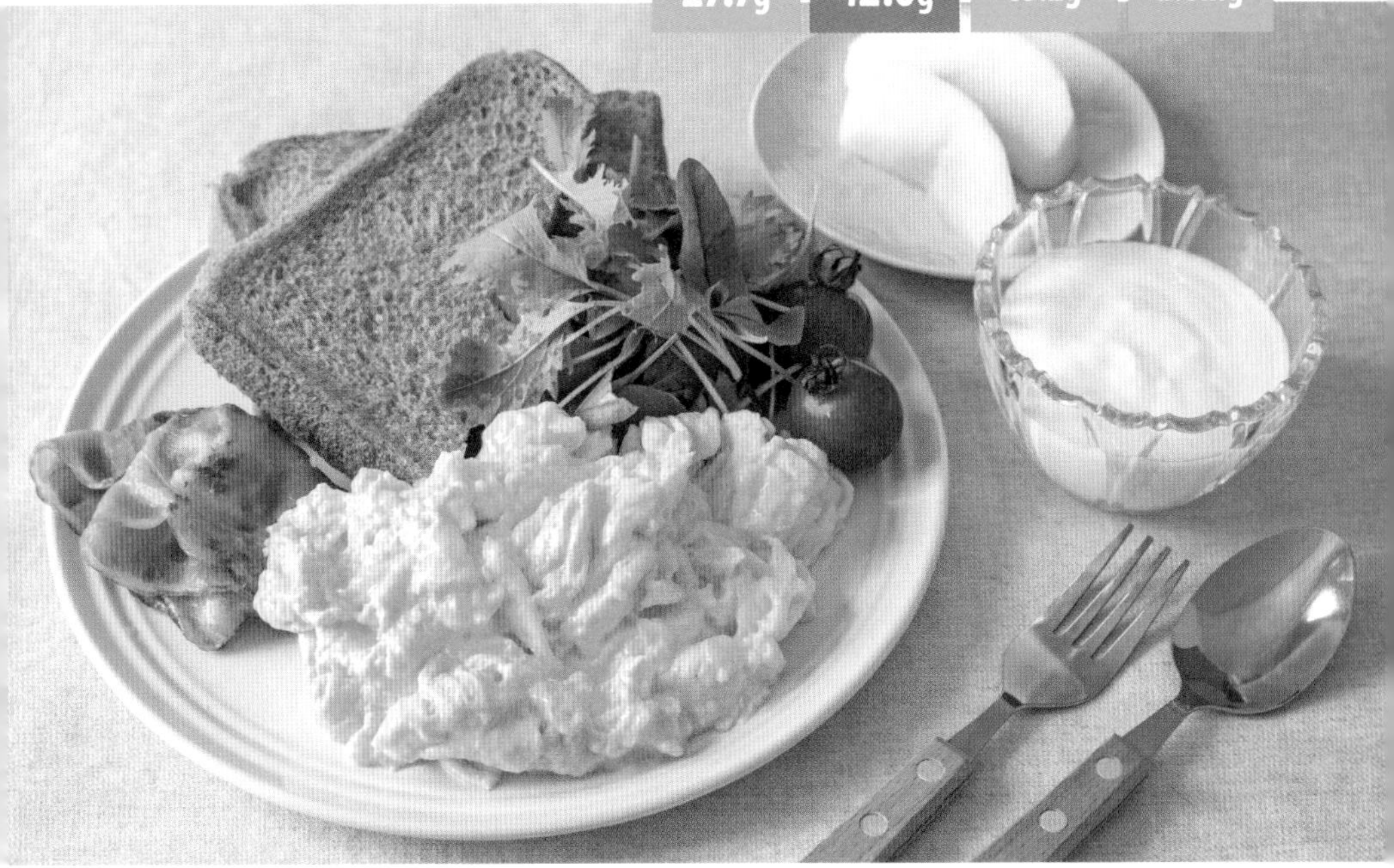

スクランブルエッグ & トースト

《 献立内容 》
- スクランブルエッグ
- ベビーリーフとミニトマトのサラダ
- ベーコン2枚
- 食パン1枚（全粒粉・6枚切り）
- プレーンヨーグルト（100g・加糖、無糖どちらでも好みでOK）
- リンゴ（¼個）

スクランブルエッグ（1人前）

材料

卵 …… 2個
生クリーム …… 70ml
塩 …… 少々
バター …… 10g

作り方

❶ ボールに卵を割り入れて混ぜ、生クリームと塩を加えてさらに混ぜ合わせる。
❷ 中火にかけたフライパンを十分に熱した後バターをひき、❶を流し入れる。
❸ 卵の表面がふつふつしてきたら、ヘラで縁の方から、優しく卵を真ん中に寄せていく。
❹ 火が通ったら皿に盛り付ける。

POINT! かき混ぜるのではなく、大きく、優しくヘラを動かすのがコツ！

◉ ベビーリーフとミニトマト、両面を焼き付けたベーコン、トーストを添えていただく。

たんぱく質	糖質	脂質	鉄
39.9g	42.7g	42.7g	2.2mg

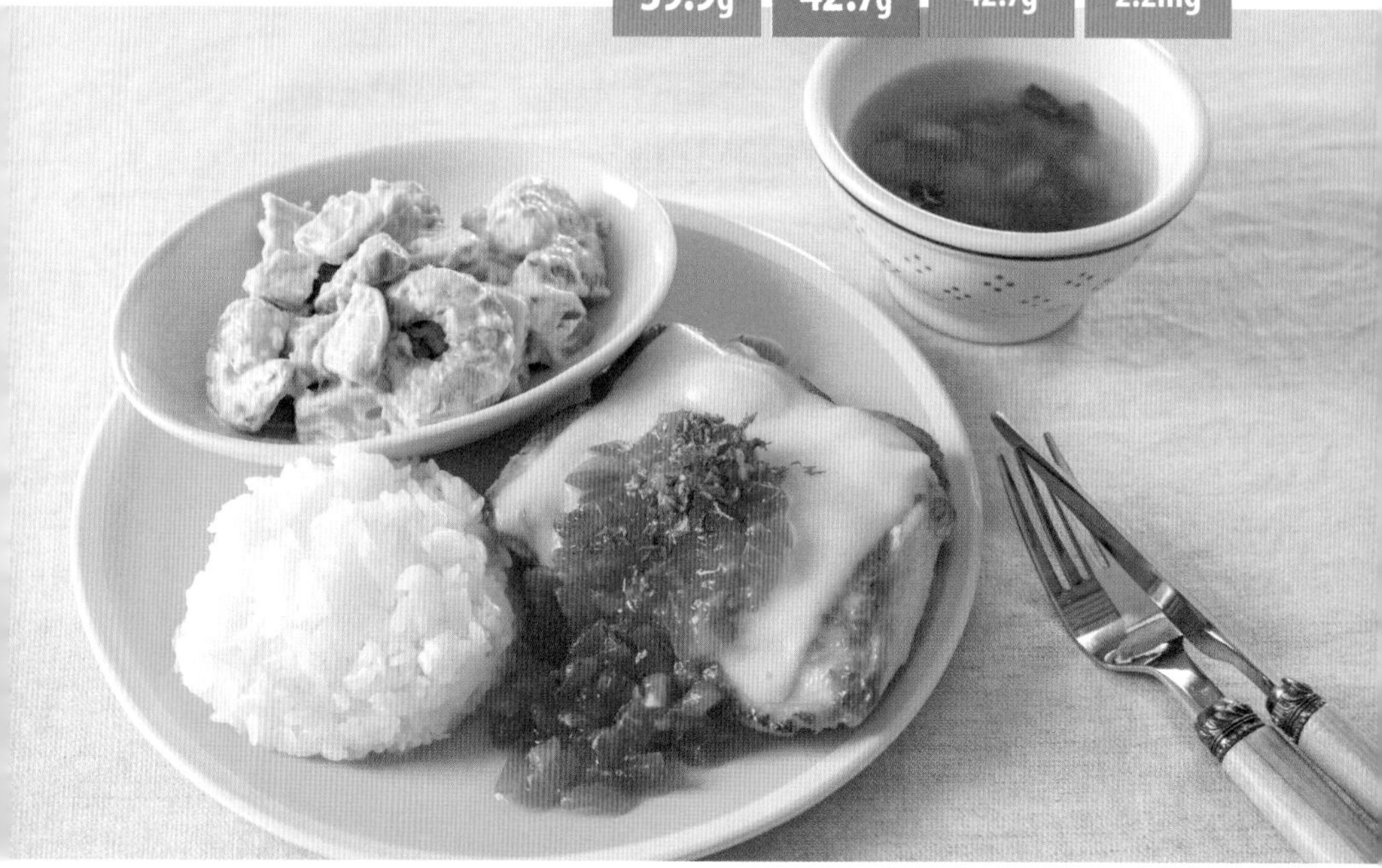

イタリアンチキンステーキ&エビとアボカドサラダ

《 献立内容 》
- イタリアンチキンステーキ
- エビとアボカドサラダ
- コンソメスープ（小松菜、玉ねぎ、ニンジンのサイコロ切り）
- ご飯（100g）

POINT!

鶏皮は赤ちゃんの脳や細胞膜の材料になるコレステロールが豊富！ はがさず食べましょう。

イタリアンチキンステーキ（1人前）

■材料

鶏もも肉……… 1枚（約200g）
スライスチーズ……… 1枚
塩・こしょう……… 少々
オリーブオイル……… 大さじ1
バター……… 10g
刻みパセリ……… 少々
★ソース
- トマト　1個（みじん切り）
- 塩……… 少々
- オリーブオイル… 大さじ½
- レモン汁……… 小さじ1

■作り方

❶ 鶏もも肉の両面に塩・こしょうを振る。ソースの材料を全て混ぜ合わせておく。
❷ フライパンにオリーブオイルを入れて中火で熱し、鶏もも肉の皮面を下にして焼く。皮に焼き色がついたら裏返し、ふたをして全体に火を通す。
❸ 皮面を再度下にして、バターを加える。バターが溶けたら再度鶏もも肉の皮面を上にして、チーズを乗せてふたをする。
❹ チーズが溶けたら皿に盛り付け、ソースを大さじ2程度かけ、刻みパセリを振る。

エビとアボカドサラダ（1人前）

■材料

バナメイエビ（むき）……… 5尾
アボカド……… ½個
Ⓐ
- 黒こしょう……… 少々
- マヨネーズ……… 大さじ1
- レモン汁……… 小さじ1

■作り方

❶ 鍋に水を入れて沸騰させ、エビをゆでる。アボカドは1㎝角に切る。
❷ ボールに❶を入れ、Ⓐを加えて混ぜ合わせる。

夕食例

たんぱく質	糖質	脂質	鉄
28.9g	46.1g	24.9g	11.3mg

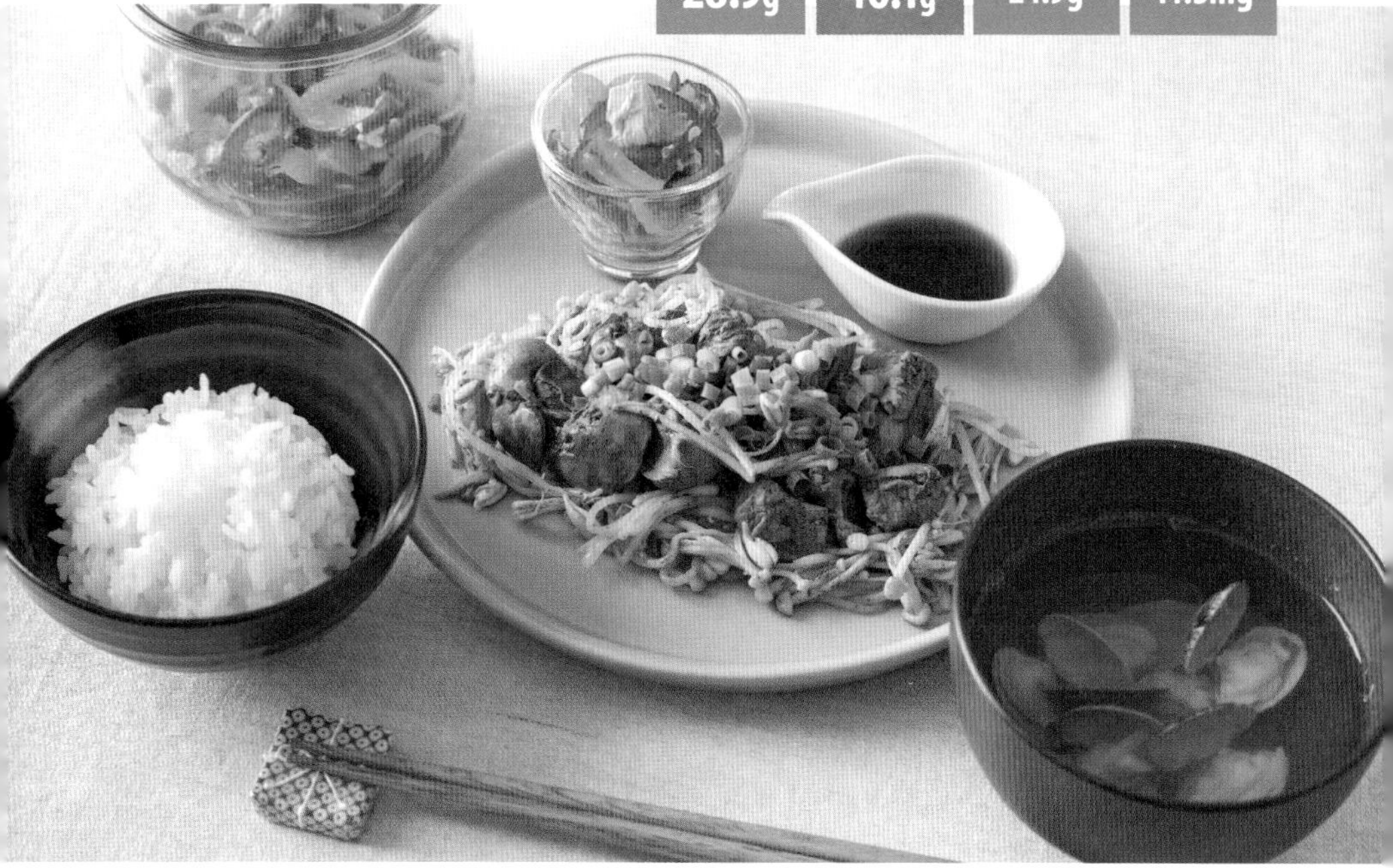

鶏レバーモヤシポン酢炒め & ツナとパプリカのマリネ

《 献立内容 》
- 鶏レバーモヤシポン酢炒め
- ツナとパプリカのマリネ
- アサリのお吸い物
- ご飯（100g）

POINT!

鉄が豊富なレバーは積極的に食べてほしいイチオシ食品。もしレバーが苦手なら、牛肉の赤身や卵黄、カツオ、まぐろ、貝類など他の鉄リッチ食材を取り入れて。

鶏レバーモヤシポン酢炒め（1人前）

■材料

鶏レバー………………80g
大豆モヤシ ………………80g（1/3袋）
ごま油………………大さじ1
小ネギ、ポン酢 ………………適量

■作り方

❶ 鶏レバーは一口大に切り、水で洗って血合いを取り除く。塩少々(分量外)を加えた水に15～20分程度浸して臭みを抜く。ざるにあげてサッと水で洗い、水けを拭いておく。

❷ フライパンにごま油をひき、❶を炒めてある程度火が通ったところにモヤシを入れて炒め合わせる。

❸ 小口切りの小ネギを散らし、ポン酢でいただく。

ツナとパプリカのマリネ（作りやすい分量）

■材料

ツナ缶………………1缶
赤パプリカ ………………1個
黄色パプリカ ………………1個
塩 ………………少々
Ⓐ 酢 ………………大さじ1
　 レモン汁 ………………小さじ1/2
　 ラカントS ………………小さじ1

■作り方

❶ パプリカは薄切りにして塩をもみ込み、10分置く。

❷ ボールに❶のパプリカとツナ、Ⓐの調味料を入れ混ぜ合わせたら保存用容器に入れる。

朝 昼 晩の妊娠糖尿病妊婦さん用献立

血糖値に問題がある妊娠糖尿病妊婦さん用の1日の糖質制限献立例。おなかいっぱいおいしいものが食べられる、こんにゃく米や糖質オフ麺を使用したレシピは、糖尿病がある妊婦さんにもお勧めです。

妊娠糖尿病妊婦さんの 糖質制限4カ条

1 「主食は半分」が基本

血糖値に問題がある妊婦さんの場合、1日の糖質量は60～100g以内を目標にしましょう。具体的には、一食のご飯の量を80g（半膳）にしたり、低糖質パンや低糖質麺、こんにゃく米を併用すると簡単です。白砂糖を使った料理やお菓子、果物や清涼飲料水は避け、甘みが欲しいときは血糖値を上げない羅漢果やエリスリトールを用いた甘味料などを使います。鉄剤や鉄のサプリメントも継続することで、エネルギー代謝が正常化して糖質への欲求は自然と減少します。

2 たんぱく質のおかずを今までの2倍くらいに

たんぱく質の1日の摂取目安は50～75gですが、糖質を減らしてこれまでと変わらないたんぱく質の量だと、栄養失調になってしまうので、これまでの2倍食べるくらいの意識が必要です。焼く、揚げる、煮るなど、さまざまな調理法でたんぱく質食品を食べましょう。

3 引き続き「カロリー」は気にしない

一般的な医療機関では、妊娠糖尿病の場合は「カロリーを控えてください」と指導されます。しかし、指導通りにしては糖質過多の栄養不足となります。引き続き、カロリーは考えの外に置いて「たんぱくリッチ食」を継続してください。最も血糖値を直接的に上げるのは糖質です。カロリーが高い脂質は、取っても血糖値に影響はありません。

4 血糖値センサーで食事管理を「見える化」

当院では、血糖値に問題がある妊婦さんには血糖値モニターを約2週間、つけてもらっています。自身の血糖値が瞬時に「見える化」できるため、食品によって値の上がり方を学ぶことができ、食事改善につながるため、お勧めです。

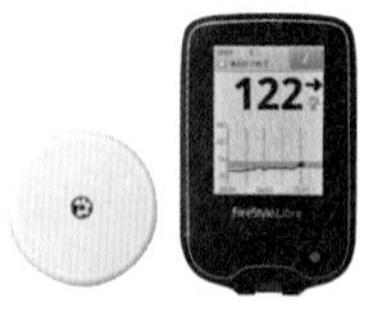

⬆当院で使用している血糖値モニターの「フリースタイルリブレ」。500円玉大の使い捨てセンサーを腕に装着すると血糖値が24時間測定できる。センサー1個で最長14日間測定可能。（問：宗田マタニティクリニック ☎0436-24-4103）

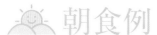

朝食例

たんぱく質	糖質	脂質	鉄
33.3g	10.2g	43.4g	4.4mg

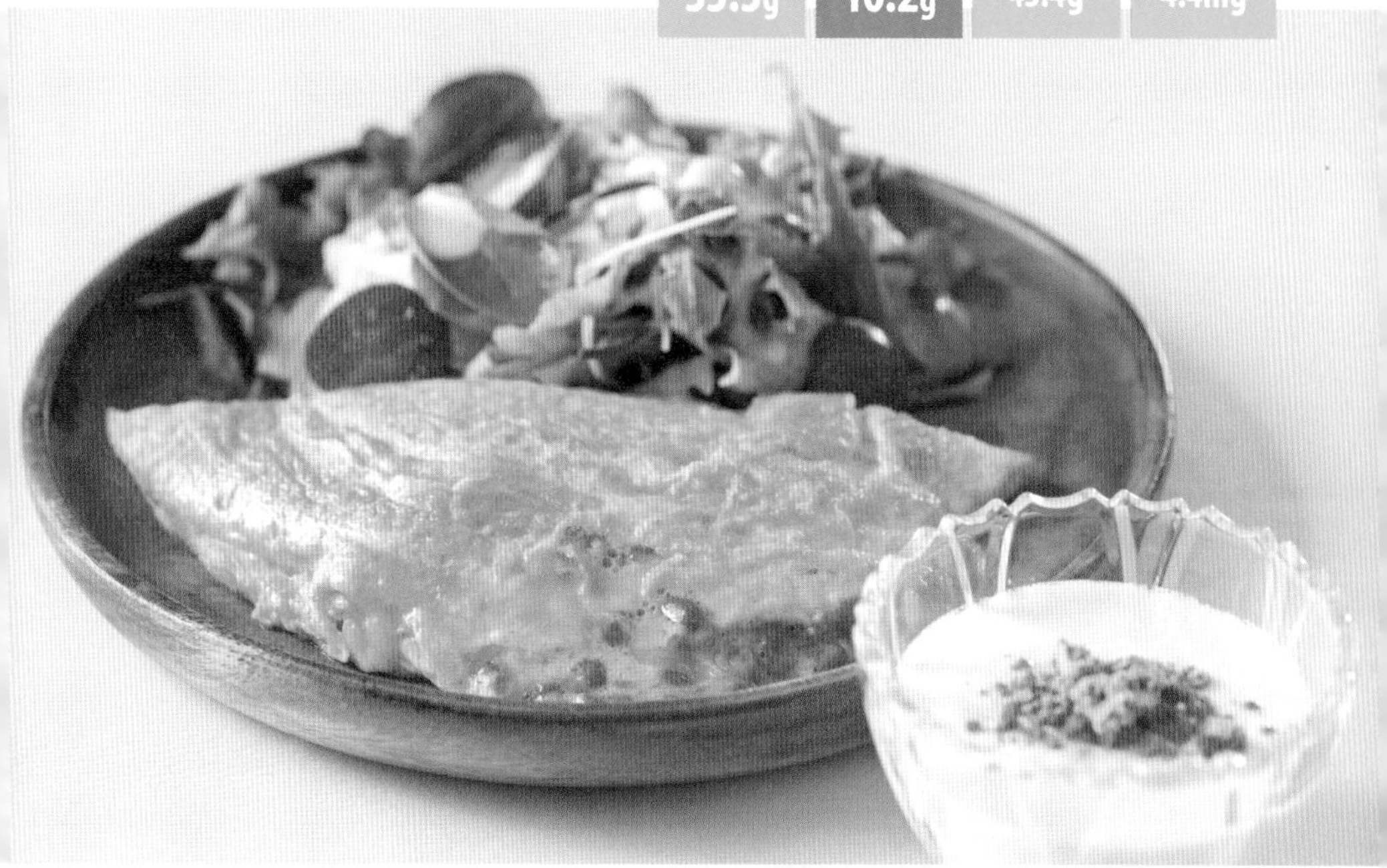

納豆チーズオムレツ & シーザーサラダ

《 献立内容 》
- 納豆チーズオムレツ
- ベビーリーフ・レタス・トマトのシーザーサラダ
- きな粉ヨーグルト（きな粉大さじ１弱＋無糖もしくはラカントS）

納豆チーズオムレツ（1人前）

材料

卵	2個
納豆	1パック
ピザ用チーズ	20g
マヨネーズ	大さじ1
しょうゆ	小さじ1
ラード（なければバター）	10g

作り方

❶ ボールに卵を割り入れ、マヨネーズと混ぜ合わせる。納豆にしょうゆを入れて混ぜ合わせる。

❷ フライパンにラードを入れて中火で熱し溶けたら卵を流し入れる。卵の表面がふつふつしてきたら納豆を卵の片側に乗せ、その上にチーズを重ねる。

❸ 納豆が乗っていない側を折り返し、形を整える。

◉ ベビーリーフ、一口大にちぎったレタス、半分にカットしたミニトマトのサラダをたっぷり添えよう。

POINT! オムレツの具材は、ツナやハム、ひき肉など、たんぱく食材を日替わりにしても◎。動物性たんぱく質と植物性たんぱく質を組み合わせることで、必要なアミノ酸が補い合える！

昼食例

たんぱく質	糖質	脂質	鉄
26.6g	28.8g	33.1g	3.6mg

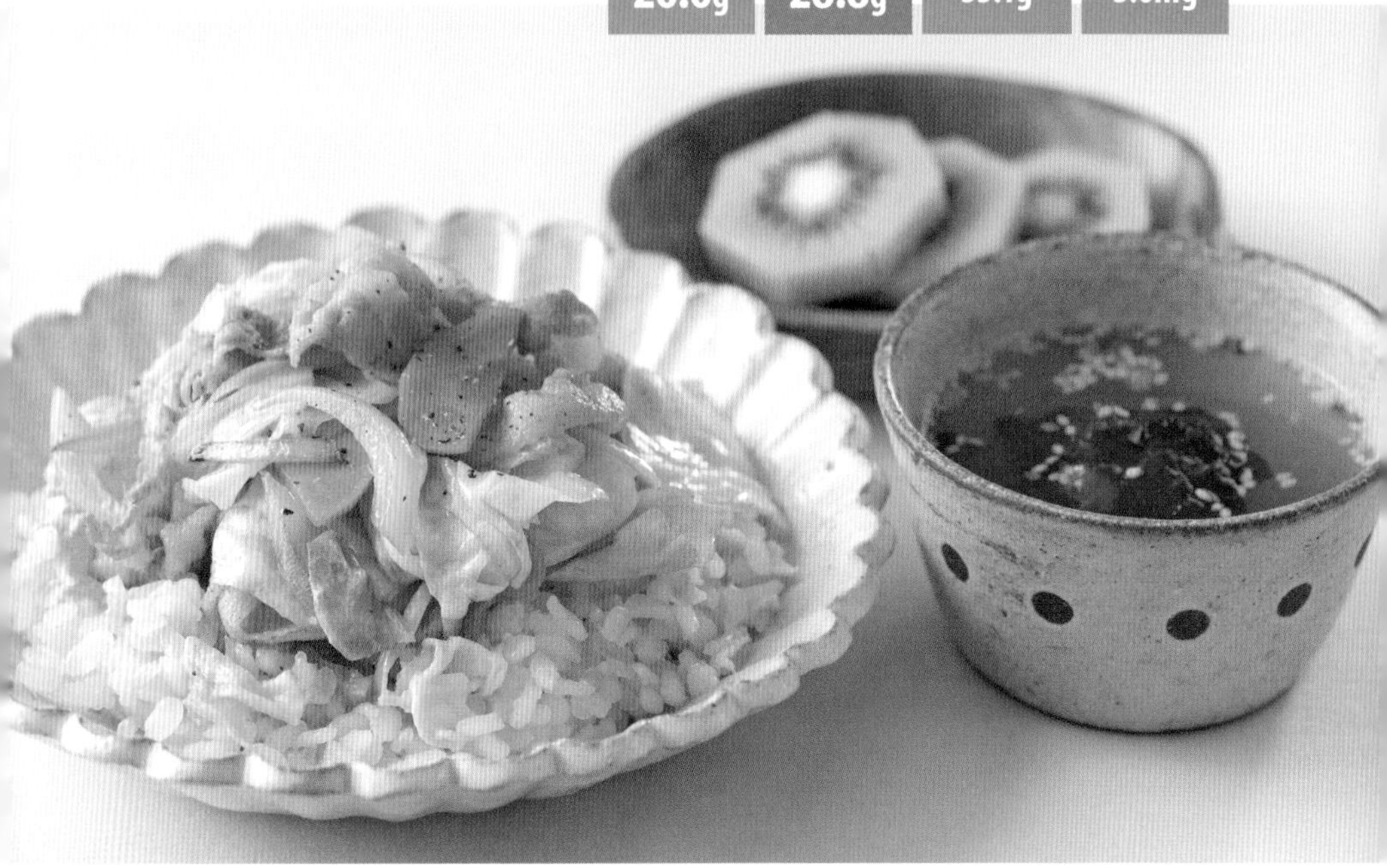

こんにゃく米の豚肉炒飯 & わかめスープ

《 献立内容 》

- こんにゃく米の豚肉炒飯
- わかめスープ
- キウイ½個

こんにゃく米の豚肉炒飯（1人前）

■材料

玉ねぎ……30g
にんじん……20g
キャベツ……50g
豚肉……80g
卵……1個
こんにゃく米（サン食品）……120g
にんにく（チューブでも可）……1片
Ⓐ［塩・こしょう……少々
　しょうゆ小さじ……2
　顆粒だし小さじ……1
ごま油……大さじ１と½

■作り方

❶ 玉ねぎとにんじんはスライスし、キャベツと豚肉は一口大にカットする。にんにくはみじん切りにする。卵は溶き合わせておく。

❷ フライパンにごま油の半量を入れて中火で熱し、にんにくを入れて香りがたったら豚肉、にんじん、玉ねぎ、キャベツの順番で入れて炒める。ある程度火が通ったらⒶで味付けをしてフライパンから取り出す。

❸ フライパンをキッチンペーパーで一度拭き、ごま油を入れて中火で熱し、溶いた卵を流し入れ、こんにゃく米を加えて炒め合わせる。

❹ ❸を器に盛り、その上に❷を乗せる。

◉ 固形スープの素と乾燥わかめ、白ごまで作ったわかめスープ（市販品でもOK）と一口大にカットしたキウイを添えていただく。

POINT!

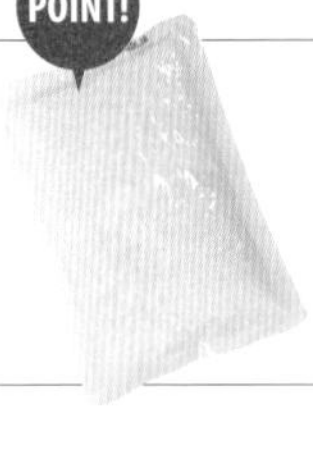

こんにゃく米は100g当たり糖質16.3gと、白米の約半分。炊飯要らずで、電子レンジで１分加熱すれば食べられる。

◀ こんにゃく米・1食200g
（問：サン食品 ☎0120-06-6674）

夕食例

たんぱく質	糖質	脂質	鉄
37.3g	13.7g	31.6g	7.2mg

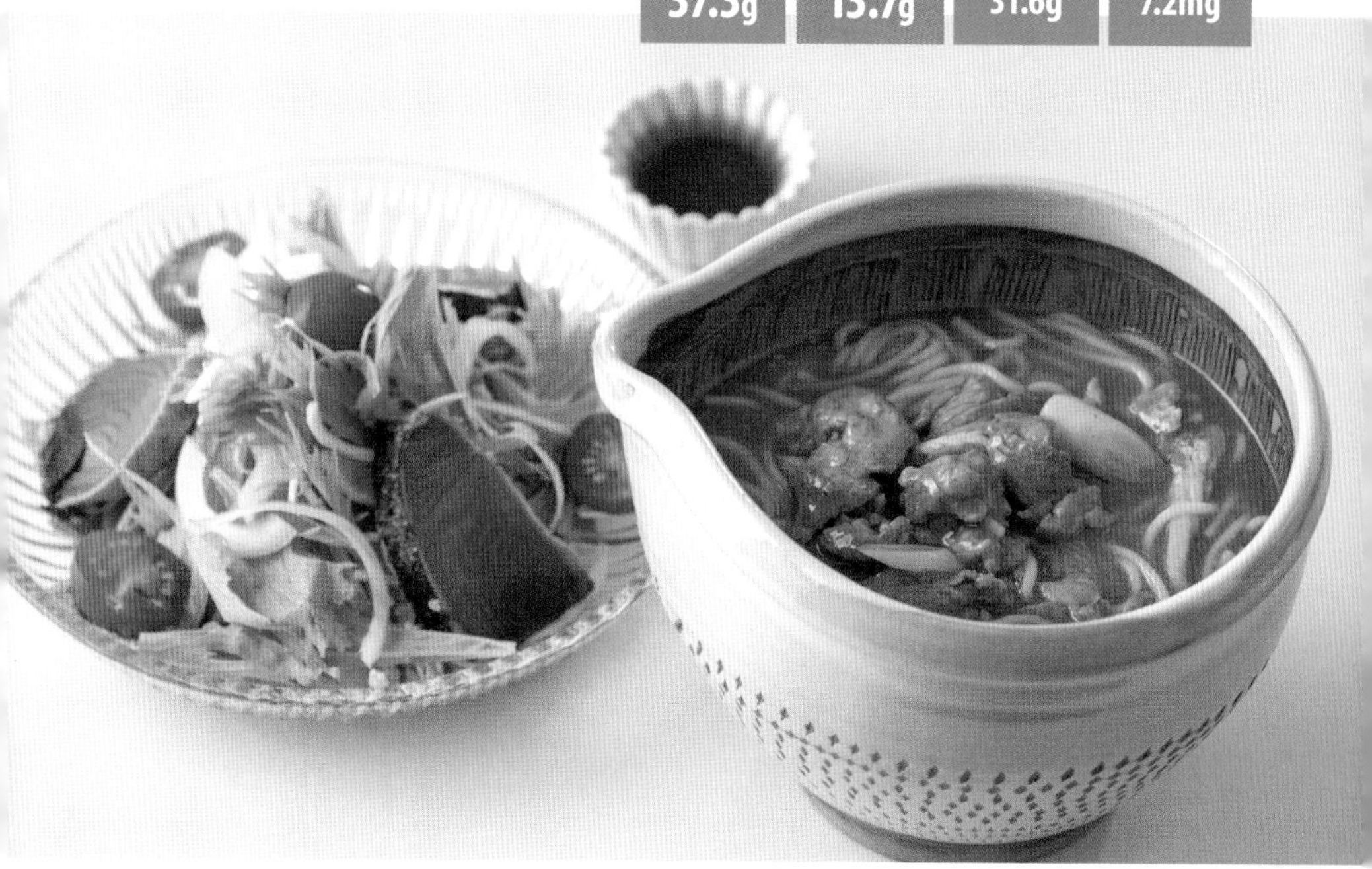

カレーうどん（低糖質麺）& カツオのたたきサラダ

《 献立内容 》

- カレーうどん（低糖質麺）
- カツオのたたきサラダ（カツオ３切、玉ねぎのスライス、水菜、ミニトマト２個）

カレーうどん（1人前）

■材料

牛肉	80g
長ネギ	10g
油揚げ	½枚
低糖質麺	一袋
おろししょうが	チューブ3cm分
カレー粉	大さじ1
麺つゆ（3倍濃縮）	大さじ2
水	250ml
片栗粉	小さじ2
ごま油	大さじ1

■作り方

❶ 牛肉は一口大にカットし、長ネギは斜め切り、油揚げは細切りにする。片栗粉は同量の水（分量外）で溶いておく。

❷ 鍋にごま油を入れて中火で熱し、長ネギ、おろししょうがを入れて炒め、香りがたったら牛肉と油揚げを入れて炒め合わせる。肉の色が変わったらカレー粉を加えてさらに炒める。

❸ ❷に麺つゆ、水を加えてひと煮立ちしたら火を止め、水溶き片栗粉を回し入れ、とろみをつける。

❹ 袋から出して水を切った低糖質麺を❸の鍋に加え、少し火にかけて温め、丼に盛る。

POINT!

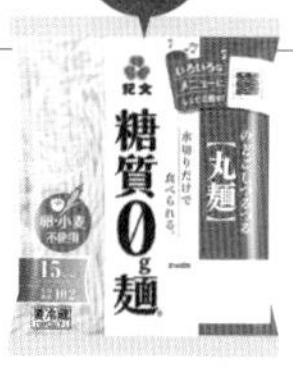

最近は多種多様な低糖質麺がスーパーで手に入るので、好みのものを見つけて常備すると便利！

◀ おからパウダーやこんにゃく粉が原料の糖質0gの麺。水を切るだけで食べられて手軽！ 糖質0g麺（丸麺）180g（問：紀文食品 フリーコール0120-012-778）

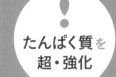

たんぱく質を
超・強化

産後ママの
つくりおきレシピ

体力も血液も消耗した産後ママの体は、たんぱく質も鉄も空っぽです。育児と授乳のために、たんぱく質を今まで以上に強化しましょう。赤ちゃんのお世話の合間にまとめてつくりおきを！

産後の
栄養補給3カ条

1
たんぱく質・鉄をしっかり摂取

産後は新生児のお世話や授乳で、つい食事がおろそかになりがち。しかし、出産後の体は栄養――特にたんぱく質と鉄が空っぽ。大量の出血と赤ちゃんに栄養をごっそり分け与えているからです。産後うつの大きな原因の一つは、鉄とたんぱく質不足ともいわれているので、肉、魚、卵を毎食しっかり食べ、鉄剤と鉄のサプリメントの継続が必要です。

2
母乳の原料、肉を食べよう

これから約1年間続く授乳に備えて、やっぱり動物性たんぱく質は必須！　動物性たんぱく質の摂取頻度が多い人は、そうではない人と比べて母乳内のたんぱく質量が2倍も多いというデータもあります。これから爆発的に成長する赤ちゃんにたくさんの良質な栄養を届ける意味でも毎日しっかり取りましょう。「肉の脂肪で乳腺炎になる」と言う人もいますが、全く心配ありません。乳腺炎は授乳を長時間中止することで起こることが多い炎症ですし、そもそも母乳の半分は脂肪でできています。安心しておいしい肉料理を楽しんでください。

3
炊飯器を調理に使う！

赤ちゃんのお世話と授乳で、ゆっくりと料理をする時間もないことでしょう。そこで、仕込んだ後は放置していれば料理ができる炊飯器レシピをここではご紹介します。ご飯を炊くだけではなく、調理にも使えるようになると、炊飯器はぐんと便利な道具になります。赤ちゃんから目が離せない時期は、炊飯器調理も活用して乗り切りましょう。

100g中

たんぱく質	糖質	脂質	鉄
22.1g	4.0g	22.1g	1.1mg

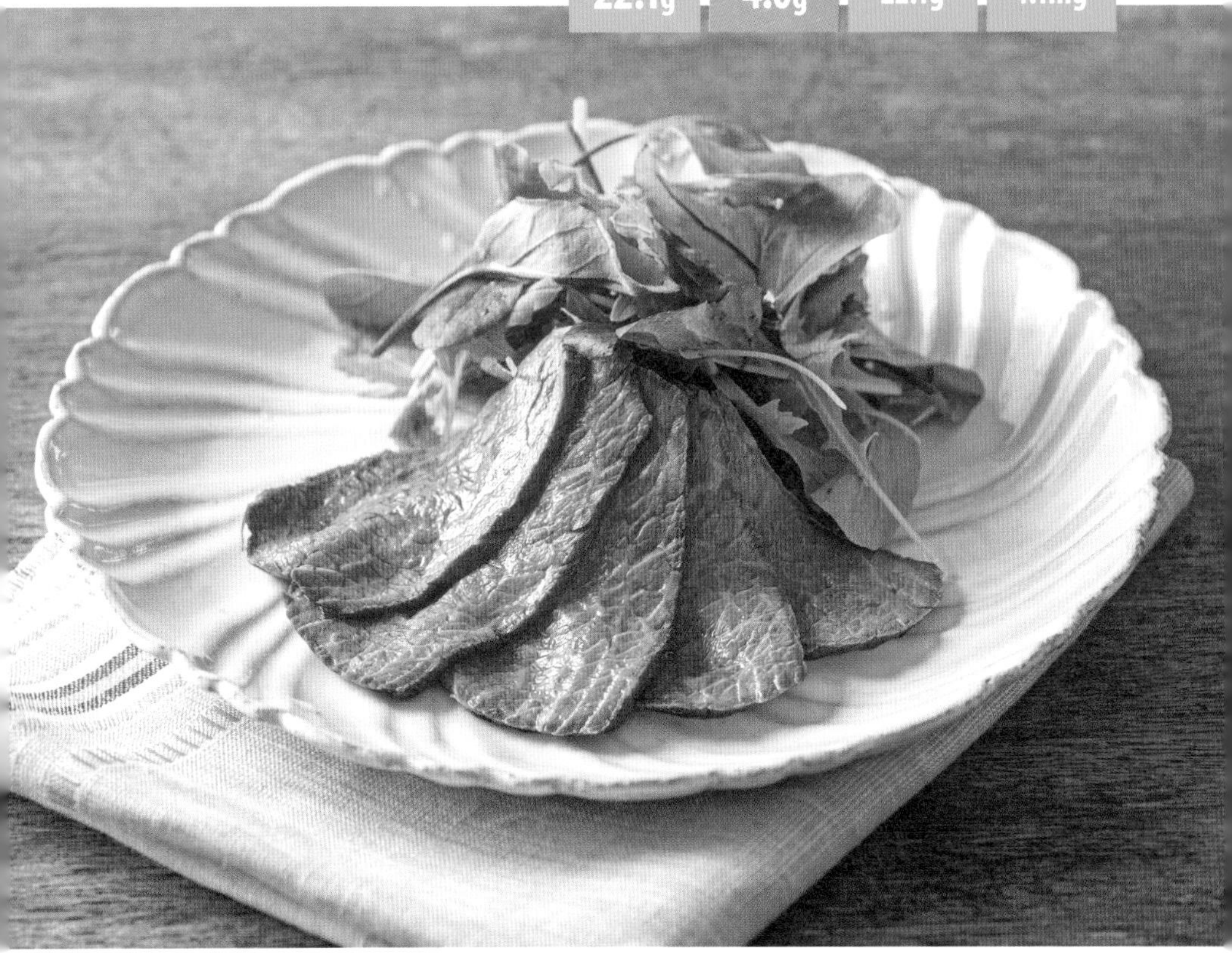

炊飯器でできる!

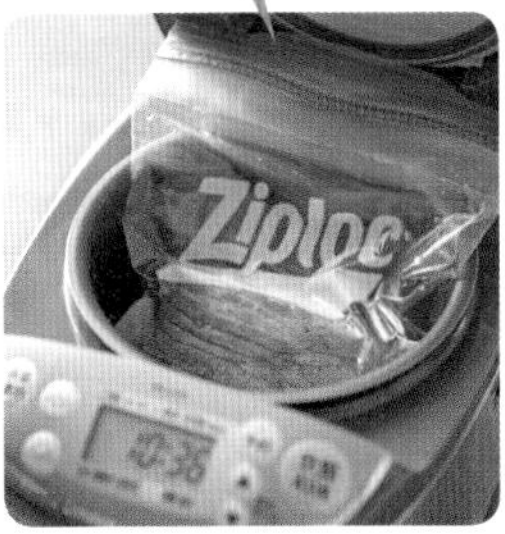

ローストビーフ

作りやすい分量

■材料

牛もも肉……………………300g
塩・こしょう…………………適量
おろしにんにく
……………………チューブ3cm分
バター…………………………10g
ファスナー付きの保存袋

■作り方

❶ 牛もも肉の水分をキッチンペーパーで拭き取り、塩・こしょう、おろしにんにくで下味を付け、常温で30分～1時間置いておく。フライパンにバターを入れて中火で熱し、牛肉を入れて表面に焼き色をつけたらファスナー付きの保存袋に入れて密封する。

❷ 炊飯器に保存袋ごと牛もも肉を入れ、牛肉がしっかり漬かるくらいのお湯（約70℃）を注ぎ入れる。保存袋にお湯が入らないように、ファスナー部分はお湯に漬けないように注意。保温モードで30分～40分加熱する。

100g中

たんぱく質	糖質	脂質	鉄
21.3g	0.1g	5.9g	0.3mg

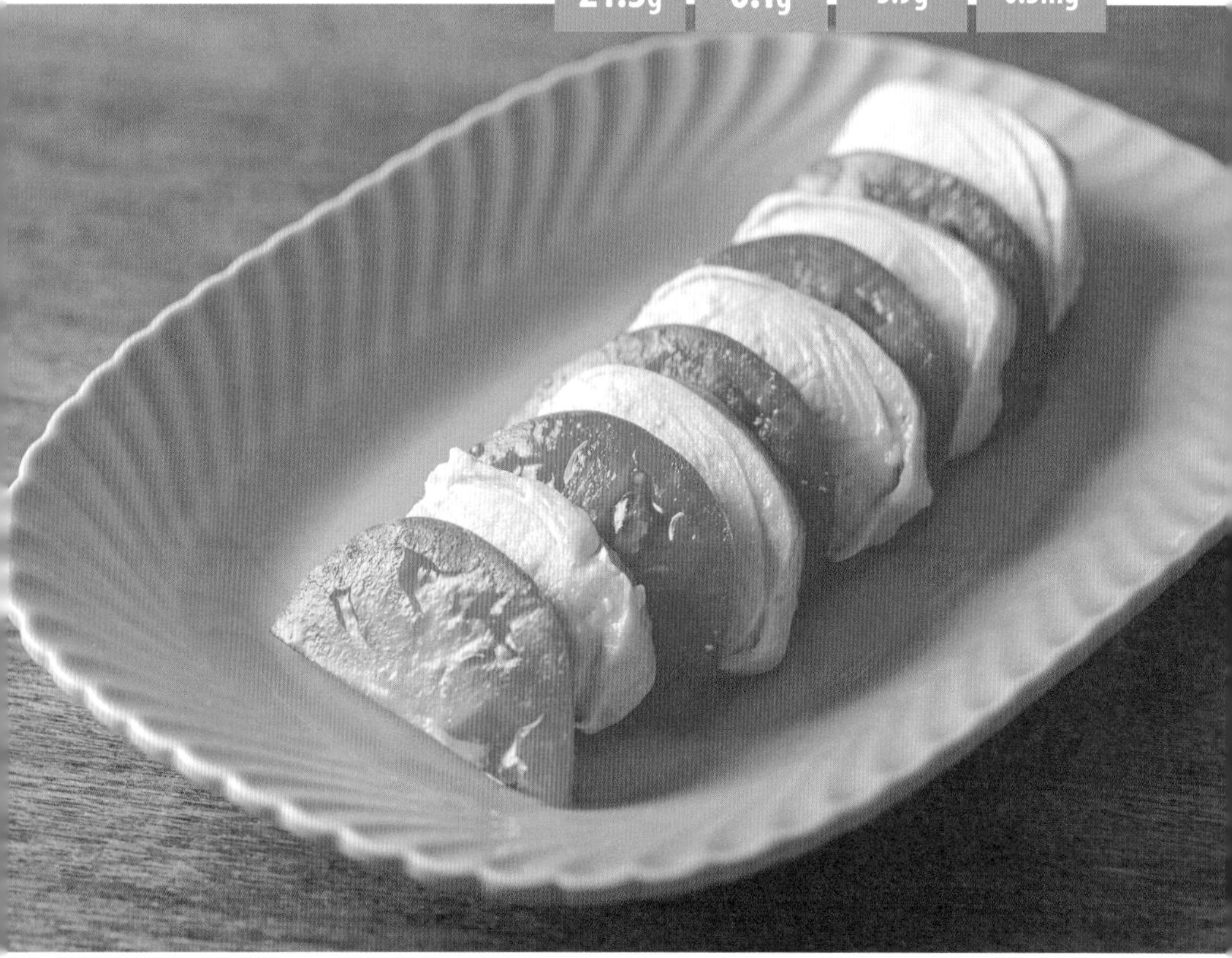

炊飯器でできる!

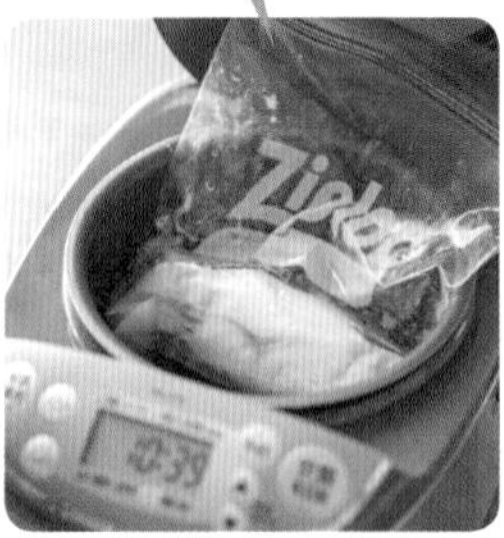

鶏ハム

作りやすい分量

■材料

鶏むね肉(皮付き) ………… 1枚(250g)

塩(ハーブソルトでも可) ………… ひとつまみ

ファスナー付きの保存袋

■作り方

❶ 鶏むね肉の皮面を下にして、表面に包丁で切り込みを入れ平らにする。キッチンペーパーで余分な水分を拭き取り、両面に塩を振り、下味を付ける。

❷ 鶏むね肉の皮面を内側にしてクルクルと丸め、両端をたこ糸で結んで固定し、常温で30分置く。

❸ 炊飯器に約70℃のお湯を注ぎ入れ、❷のむね肉をファスナー付きの保存袋に入れて炊飯器の保温モードで1時間〜1時間半加熱する。トマトと並べてカプレーゼ風、アボカドと一緒にサラダにするなどでいただく。

100g中	たんぱく質	糖質	脂質	鉄
	22.2g	2.3g	6.8g	1.6mg

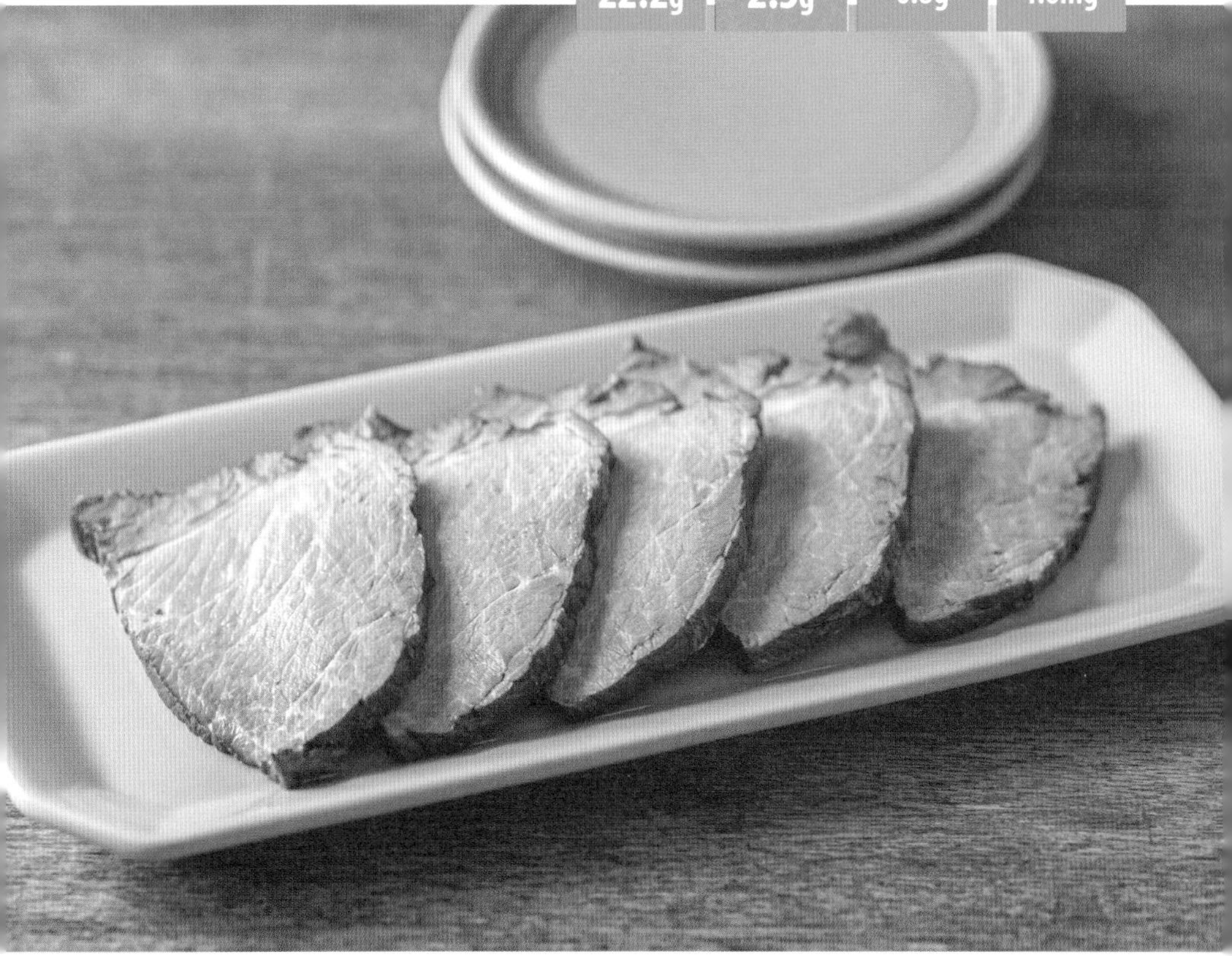

紅茶豚

作りやすい分量

■材料

豚肩ロース肉 …… 500g
紅茶のティーバック …… 1パック
しょうゆ …… 100cc
酒 …… 50cc
みりん …… 50cc

■作り方

❶ 鍋に豚肩ロース肉と浸るくらいの水、ティーバックを入れて中火にかける。沸騰したら弱火にして15～20分かけて火を通す。途中、竹串で火の通りを確認する。

❷ しょうゆ、酒、みりんを違う鍋に入れて一煮立ちさせ、❶のゆで上がった豚肩ロース肉を熱いうちに入れて一晩漬け込む。

お弁当にも！

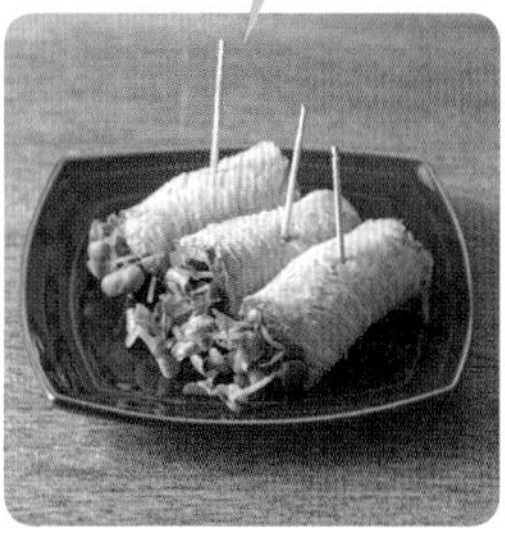

冷めてもおいしいので、カイワレ大根を巻いてお弁当のおかずにもお勧め。

卵1個

たんぱく質	糖質	脂質	鉄
7.7g	0.2g	6.0g	1.1mg

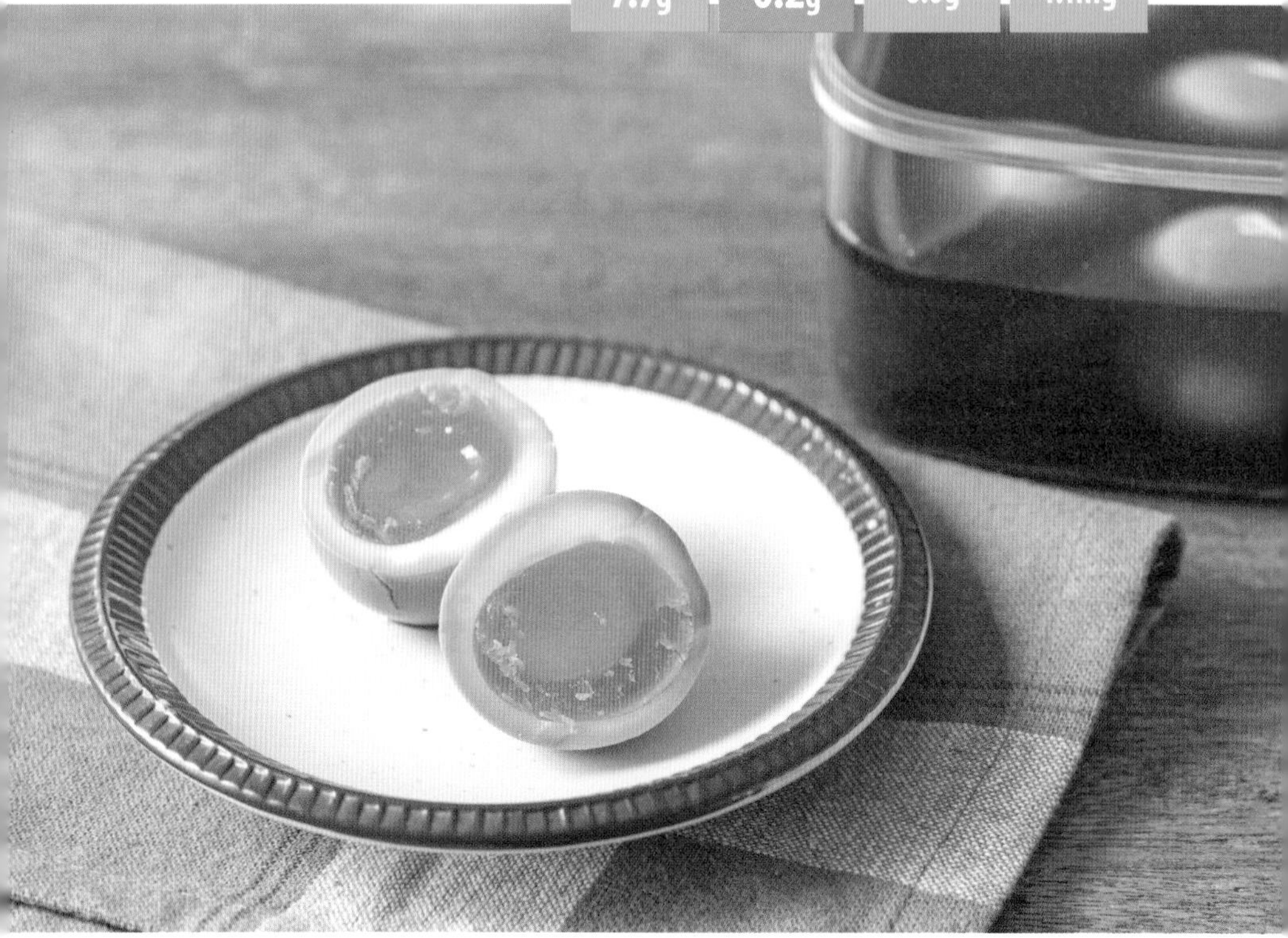

麺つゆでOK!

煮卵

作りやすい分量

■材料

卵 ……………………………… 6個
めんつゆ（3倍希釈）………… 300ml
ファスナー付きの保存袋

POINT!

卵をゆでるとき、お湯に酢を大さじ半分くらい入れると、卵の殻がむきやすくなる！

■作り方

❶ 沸騰したお湯に卵を入れ6分間ゆでで、その後冷水に入れて冷ます。

❷ 卵の殻をむき、ファスナー付きの保存袋に卵と麺つゆを入れ、空気を抜いて密封し、半日～1日冷蔵庫で漬け込む。

1食分(40g)

たんぱく質	糖質	脂質	鉄
5.0g	1.0g	9.2g	0.1mg

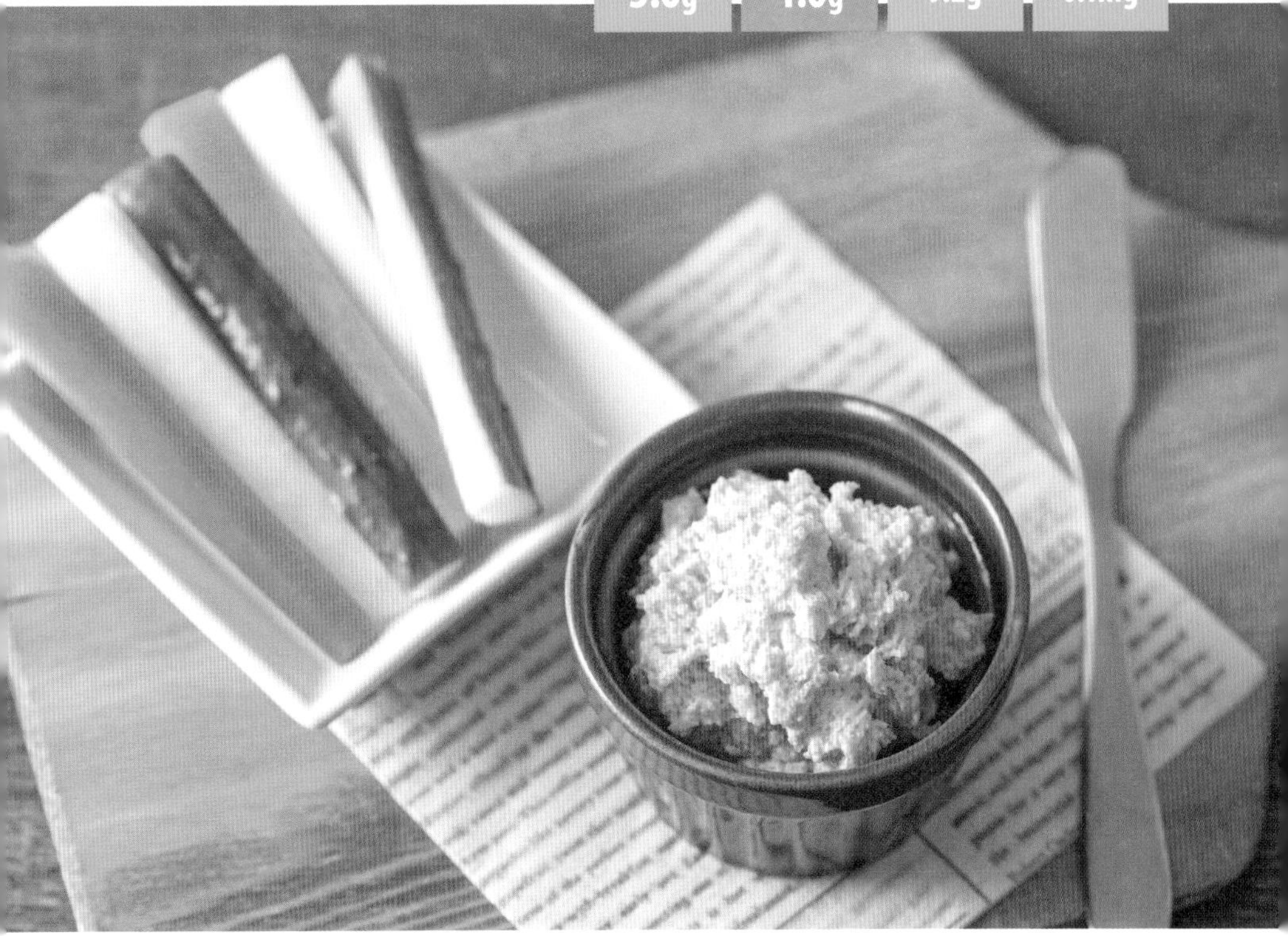

野菜が激うまに！

明太子クリームチーズディップ

作りやすい分量

■材料

クリームチーズ……………………100g
明太子（チューブでも可）………50g

POINT!

パンやお肉料理に添えてもおいしい。冷蔵で4日間は保存可能。

■作り方

❶ 常温に戻したクリームチーズと明太子をよく混ぜ合わせる。

❷ スティック状にカットした野菜（にんじん、大根、キュウリなど）につけていただく。

1個当たり

たんぱく質	糖質
5.3g	1.7g

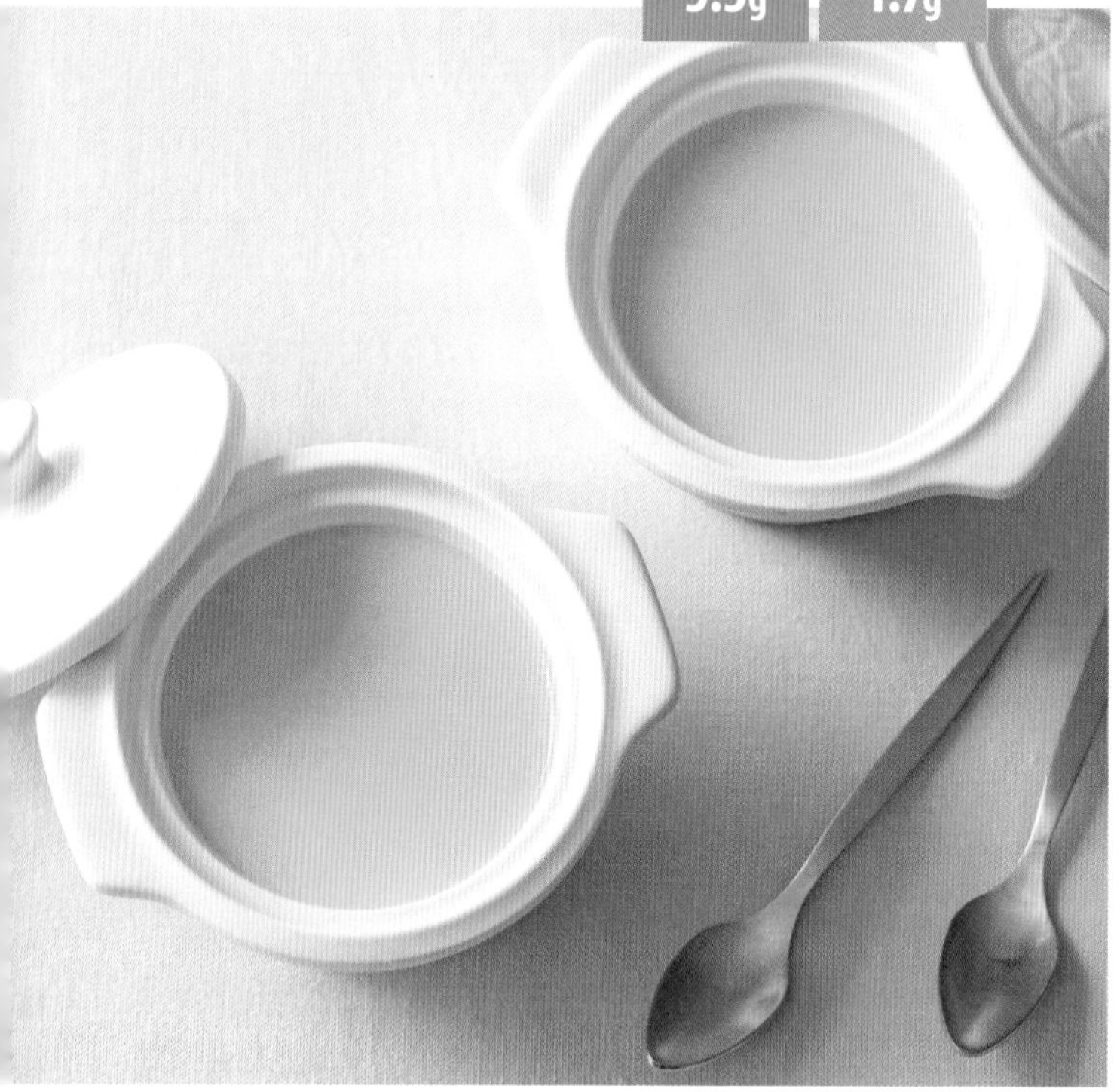

血糖値が上がりにくい！

安心・低糖質スイーツ

宗田マタニティクリニック専属パティシエが作る、妊婦さんたちに大人気の低糖質スイーツのレシピをご紹介。血糖値が上がらない天然素材の甘味料を使っているので、安心して食べられると好評です。

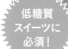

卵たっぷり！

プリン

約４個分

■材料

Ⓐ
- 全卵……2個
- 卵黄……2個分
- ラカントＳ……50g

Ⓑ
- 牛乳……125ml
- アーモンドミルク……125ml
- バニラエッセンス……2滴

■作り方

❶ オーブンを150度に温めておく。

❷ ボールにⒶの材料を入れ、泡立て器で泡立たない程度にすり混ぜる。

❸ 小鍋にⒷを全て入れ、沸騰する直前で火を止める。

❹ ❷の卵液に、❸を少しずつ入れ、泡立て器で泡立てない程度に均一に混ぜ合わせる。

❺ ❹をこし器でこす。泡があるときはお玉などですくい取る。

❻ 耐熱容器に❺を８分目位まで注ぎ入れる。アルミホイルなどでふたをし、天板やバットに布を敷いて、その上に器を並べ⅓くらいの高さまでお湯をはる。

❼ 150度のオーブンで35～40分蒸し焼きにする。粗熱が取れたら冷蔵庫で冷やす。

POINT!

生クリームを６分立て（トロッとするくらい）にして添えてもおいしい！

低糖質スイーツに必須！

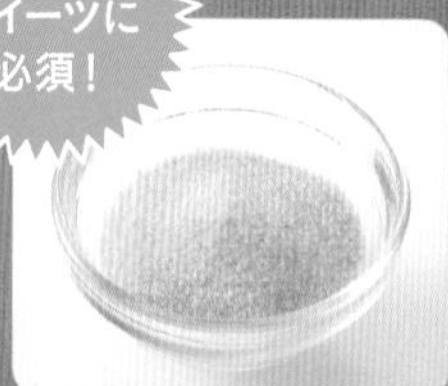

⬆当院では羅漢果エキスやエリスリトールから作られた天然の甘味料「ラカントＳ」を使っています。砂糖と同じ甘さなのに血糖値を上げない優れものです。甘いものが欲しくなったらラカントＳで手作りスイーツをつくるのが安心です。

1個当たり

たんぱく質	糖質
0.1g	0.1g

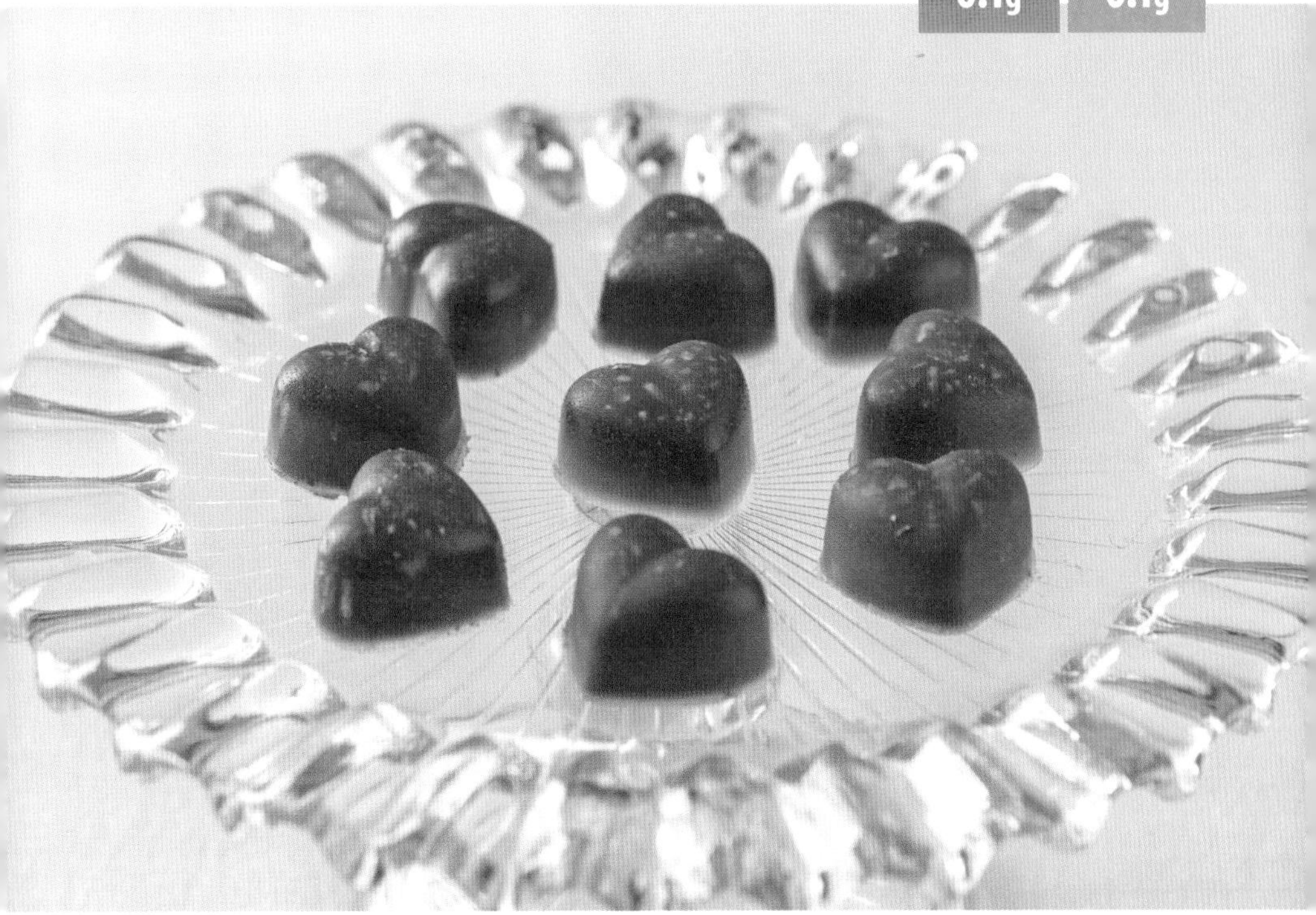

混ぜて冷やすだけ！

ココナッツオイルチョコ

作りやすい分量

■材料

ココナッツオイル……………… 100g
純ココアパウダー…………………… 10g
ラカントS（液体タイプ）
…………………………… 小さじ½程度
アーモンド ………………………… 6粒

POINT!

ラカントS、ココアパウダーの量は好みで調整を。

■作り方

❶ ココナッツオイルは固まっていたら少し温めて液体状に戻し、純ココアパウダー、ラカントSを泡立て器で混ぜ合わせる。
❷ アーモンドを細かく刻み、❶に入れ混ぜ合わせる。
❸ チョコレートの型（もしくは製氷皿）に入れ、冷蔵庫で1時間程度冷やし固める。

1個当たり

たんぱく質	糖質
1.7g	1.5g

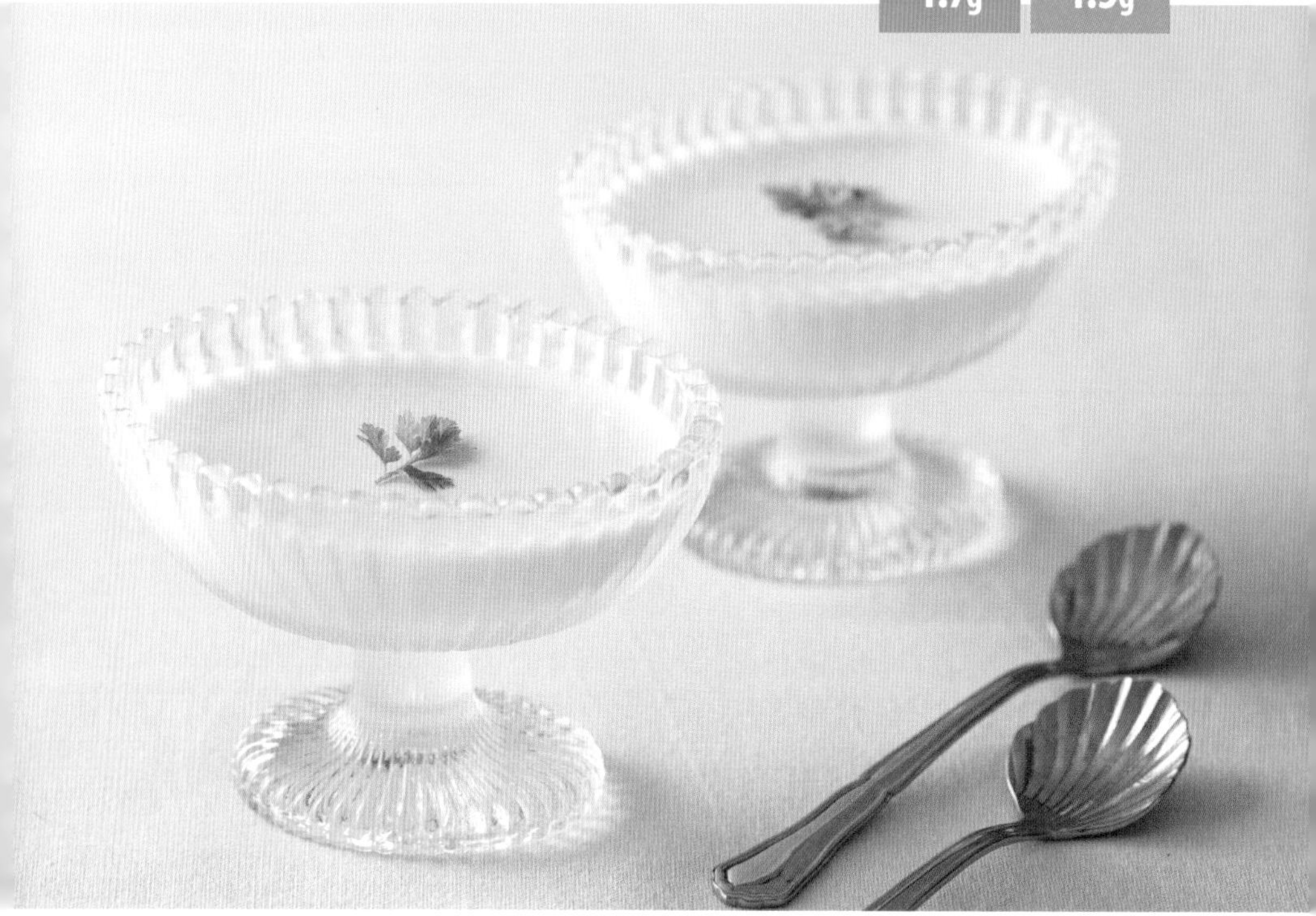

アーモンドの香りが◎

パンナコッタ

約4個分

■材料

生クリーム……200ml
アーモンドミルク……50ml
ラカントS……20g
バニラエッセンス……2〜3滴
粉ゼラチン……3g

■作り方

❶ 小鍋に生クリーム、アーモンドミルク、ラカントSを入れて沸騰する手前で火を止める。
❷ ❶にバニラエッセンス、粉ゼラチンを加えよく混ぜて溶かす。
❸ ❷をこし器でこし、器に注ぐ。冷蔵庫で2〜3時間冷やし固める。

POINT! バニラエッセンスの代わりにラム酒やブランデーを入れると大人味に。アルコール分は過熱で飛ぶので安心です！

1食当たり

たんぱく質	糖質
10g	0.9g

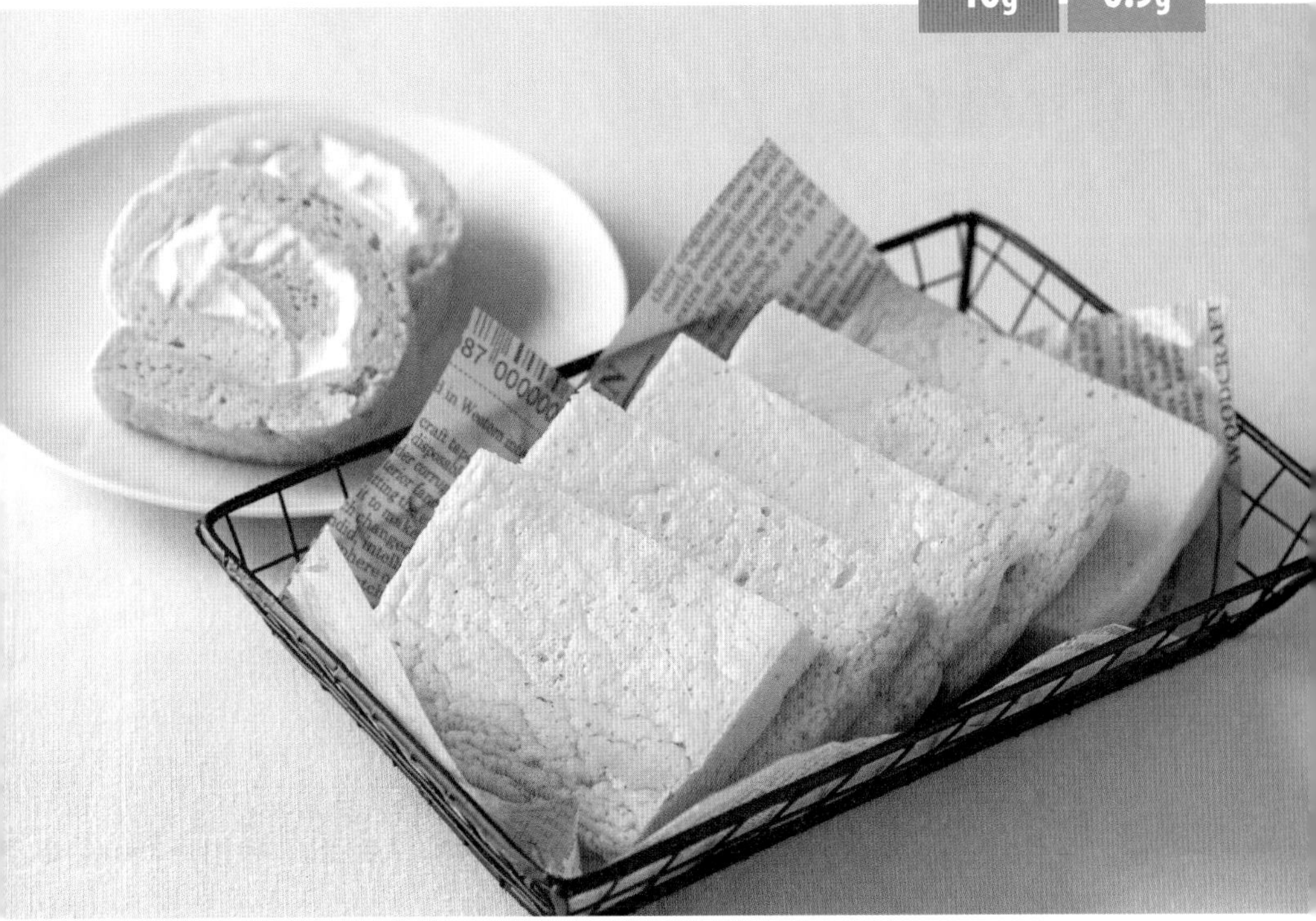

栄養たっぷり代用パン

クラウドブレッド

作りやすい分量・30cm角鉄板一枚分

■材料

卵黄6個分

Ⓐ
- クリームチーズ ……100g
- セージパウダー ……小さじ¼
- ベーキングパウダー …小さじ1½

Ⓑ
- 卵白……7個分
- 乾燥卵白 ……2.4g
- ラカントS ……20g

POINT!

生クリームを塗ってロールケーキにしたり、野菜やハムを挟んでサンドイッチにしてもおいしい。

■作り方

❶ クリームチーズは常温に戻しておく。オーブンを190度に温めておく。鉄板にクッキングシートを敷く。

❷ 大きめのボールにⒶを入れ、ゴムベラで滑らかになるまで混ぜる。

❸ 別のボールにⒷを入れ、ハンドミキサーの高速モードでしっかりと泡立ててメレンゲを作る

❹ ❷のボールにメレンゲを⅓程度加え、泡立て器で軽く混ぜ合わせる。残りの⅔程度のメレンゲを加えたら、ゴムベラに持ち替えて、メレンゲをつぶさないようにさっくりと混ぜ合わせる。

❺ クッキングシートを敷いた鉄板に生地を流し入れ、平らにのばしていく。190度のオーブンで8分焼く（オーブンによって温度や焼き時間が多少変わるので焼き上がりが足りない場合は追加して）。

赤ちゃんに必須の栄養たっぷり

鉄&たんぱく質チャージ！離乳食

生後半年以降の赤ちゃんは、持って生まれた栄養の貯金がなくなってくるころ。そこで、赤ちゃんの成長に必要な栄養がしっかり取れて、赤ちゃんの発達もご機嫌も良くなる離乳食レシピを紹介します！

赤ちゃんのための 離乳食3カ条

1
おかゆ、野菜では栄養不足！

生後半年以降の赤ちゃんは、お母さんからもらった栄養が急激に減少します。足りなくなるのは、鉄とたんぱく質など体や脳に必須の栄養です。おかゆや野菜をすりつぶしたものでは不足する栄養を補えません。WHO（世界保健機関）は「十倍がゆには栄養がない」と結論付けています。ぜひとも赤ちゃんには、鉄やたんぱく質が十分に含まれた離乳をスタートしてあげましょう。

2
赤ちゃんは脂質をエネルギーにする

従来の離乳食では、脂質は避けるものとされてきました。ところが、母乳の成分の約半分は、脂質です。離乳食でおかゆや野菜を中心にすると、この大切な脂質や、発育に必要なたんぱく質が不足してしまいます。急速に発育する赤ちゃんを支えるためには、脂質とたんぱく質が必要です。

たんぱくリッチ食でスタートすると、体や運動能力の発達が良くなり、いつもご機嫌の赤ちゃんになります。

3
スープ ➡ ペースト ➡ 固形の順に

いつ何をどれぐらいあげればいいのか悩むと思いますが、まずは紹介している肉汁スープをひとさじから始めて、赤ちゃんが食べられるだけ与えます。その後、スープの肉や野菜を軽くつぶしたものも、少量ずつ与えます。歯の生え始めの様子にあわせて、肉汁スープの手羽先を持たせてあげましょう。遊びながら楽しそうに自分で手づかみ食べをしてくれます。

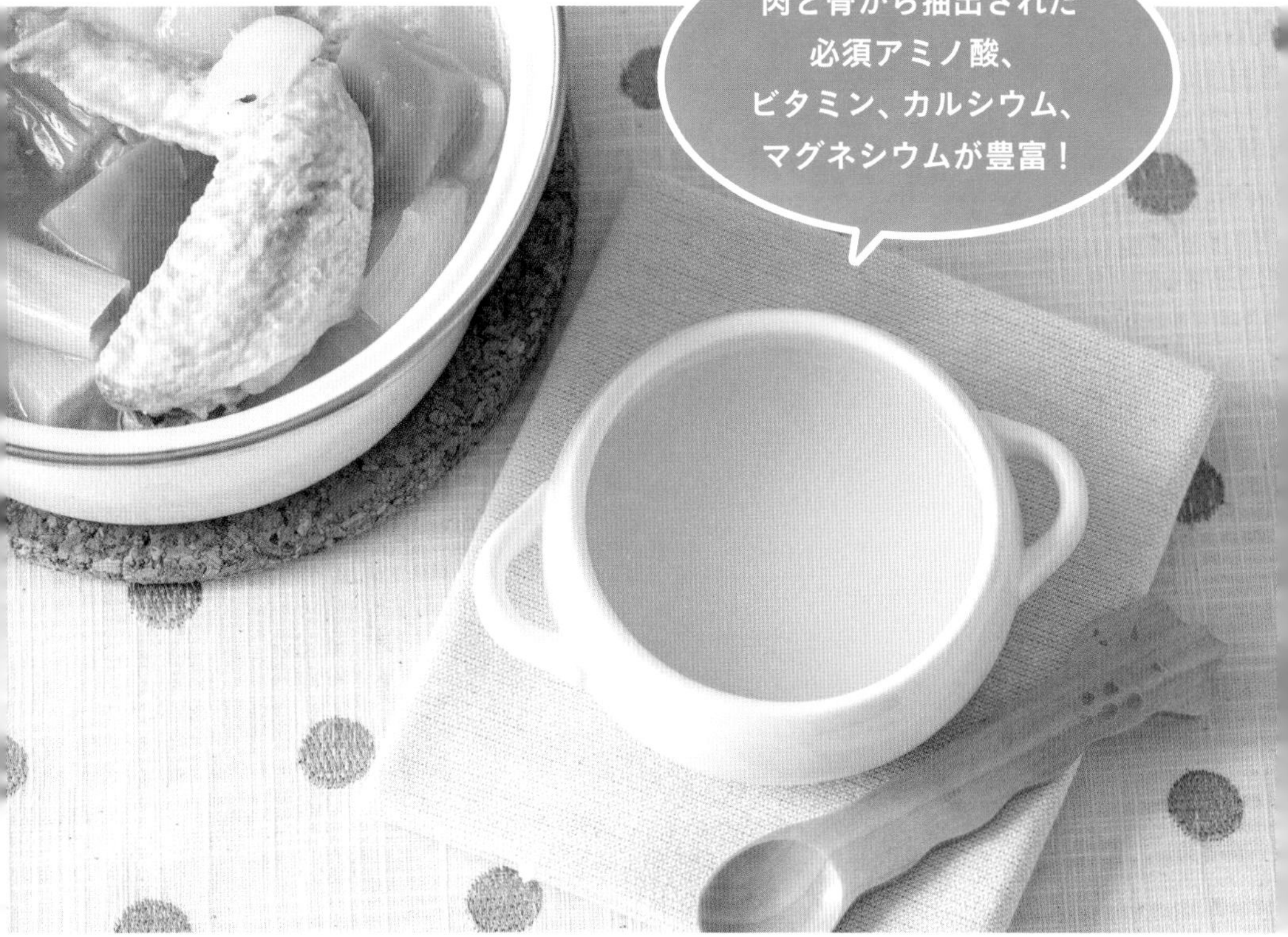
肉と骨から抽出された
必須アミノ酸、
ビタミン、カルシウム、
マグネシウムが豊富！

手羽は手づかみ食べにも！ 肉汁スープ

作りやすい分量

■材料

鶏手羽先… 500g（約10本程度）
玉ねぎ…………………………1個
にんじん………………………1本
長ねぎ…………………………1本
ローリエ………………………1枚
水……… 1L（具材が隠れる程度）
オリーブオイル………大さじ1
酢………………………大さじ1
塩………………………小さじ1

■作り方

❶ 玉ねぎとにんじんは皮をむき一口大にカットする。長ねぎは5㎝ぐらいの長さにカットする。
❷ フライパンにオリーブオイルを入れて中火で熱し、鶏手羽先の両面を焼き付ける。
❸ 大きめの鍋に焼いた鶏手羽と❶、ローリエと塩、酢を入れて水を加え、弱火で約1時間程度煮込む。

POINT!

離乳食のスタート（生後5カ月ぐらい）では、スープを与えて様子を見ましょう。慣れてきたら、煮込んだ具材をペースト状にして与えてもOK。歯が生えてきて手づかみ食べができるようになったら鶏手羽先を持たせてみて。

手羽元、鶏ガラ、牛骨、豚スペアリブで作ってもOK。

100g当たり	たんぱく質	糖質	鉄
	12g	2.0g	5.3mg

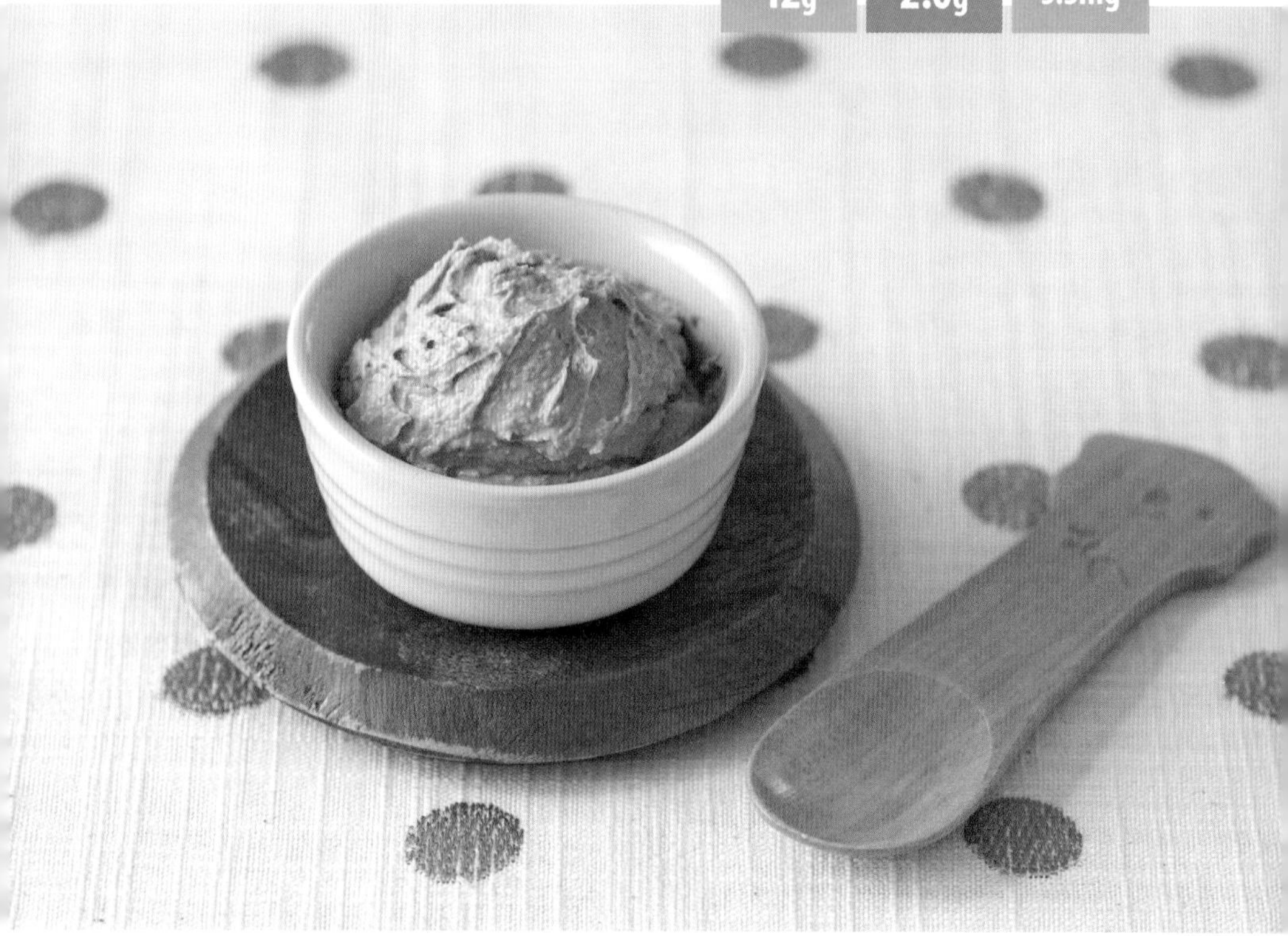

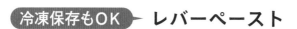

冷凍保存もOK レバーペースト

作りやすい分量

■材料

レバー（鶏か豚） ………… 100g

Ⓐ
- 生クリーム ………… 30ml
- バター ………… 10g
- 塩 ………… 小さじ¼
- ※好みで玉ねぎを入れてもOK

■作り方

❶ レバーは塩（分量外）水に15分浸し、その後流水で洗い流してから一口大にカットする。

❷ 鍋に水を入れ、沸騰したら中火にして❶を入れ、3分程度ゆでる。

❸ 撹拌器（すり鉢でも可）にゆでたレバーとⒶを入れ、滑らかになるまで混ぜ合わせる。

POINT! 余ったレバーペーストは製氷皿に入れて1回分ずつ冷凍する。大人用には塩を加えてパンに塗ったり、ハンバーグに練り込んだりしてもおいしい。

序章

日本人女性の9割は「栄養不足」

現代女性の栄養事情

私は日々、産婦人科外来でたくさんの女性たちから相談を受けています。生理不順、生理痛、過多月経、不妊、妊婦さんの体重コントロールと、その内容はさまざまですが、私はまず、そういった方たちに同じ一つの質問をします。

「昨日の食事内容を教えてください」

すると、たいていの場合、次のような答えが返ってきます。

「朝はパン、昼は麺、夜はご飯におかず。野菜は意識して食べるようにしています」

間食についても聞いてみると、

「甘いお菓子が好きでよく食べます。微糖のコーヒーや炭酸ジュースなどの清涼飲料水もよく飲んでいます」

妊娠して体重が過剰に増えてしまうのは、このタイプの女性です。甘いものがやめられず、3度の食事はご飯、パン、麺が中心なのです。

また、当院では不妊治療も行っているため、来院された男性の精子を調べることもあります。中には極端に精子の数が少ない男性や、運動率が悪い精子を持つ男性がいます。そんな男性たちにも、先のような質問をすると、皆共通して「ご飯が大好き！チョコが大好き！」といった、糖質大好き人間であることがほとんどです。

さらに、外来にはお母さんと一緒に子どもたちもよくやって来ます。待ち時間に泣きわめき、落ち着きがない子のお母さんは、その子にお菓子やジュースを与え、その場をしのごうとします。電車やバスなど、公共の乗り物の中でもよく見る光景ですね。グズるたびに甘いものが口に入る——いったい1日の間でどれほどのお菓子を食べているのかと心配になります。

先のような女性たち、男性たちに聞き出した食事内容をもとに、栄養指導を行っていくと、一つの大きな問題がくっきりと浮かび上がってきます。そして、その問題は、当院の栄養指導によって、大きく変化していくことが分かりました。

本章では、妊娠前、妊娠中、子育て期、どの時期にもかかわらず、共通して全女性に知ってほしい栄養の真実をお伝えしていきたいと思います。

日本人女性は先進国一のたんぱく質不足

厚生労働省がまとめた国民健康・栄養調査によると、日本人1人当たりのたんぱく質摂取量は、1950年から1995年まで増加傾向だったのが、1995年以降は下降し続け、1950年と同水準にまで減っています（左図参照）。これは、手軽に食べられるスナック菓子、菓子パン、カップ麺、スイーツ類、清涼飲料水などが登場し、自販機やコンビニといった世界に類を見ない販売網が日本中に普及したことで、多くの日本国民の食べ方、食べるものに変化が起こったことが大きな原因だと考えられます。

もともと、日本人のたんぱく質摂取量は先進国の中でも少ない方で、特に動物性たんぱく質摂取量は欧米の半分程度です。現在では、さらにその傾向が強くなっているのに加え、女性においては、男性よりもたんぱく質不足が深刻化しています。

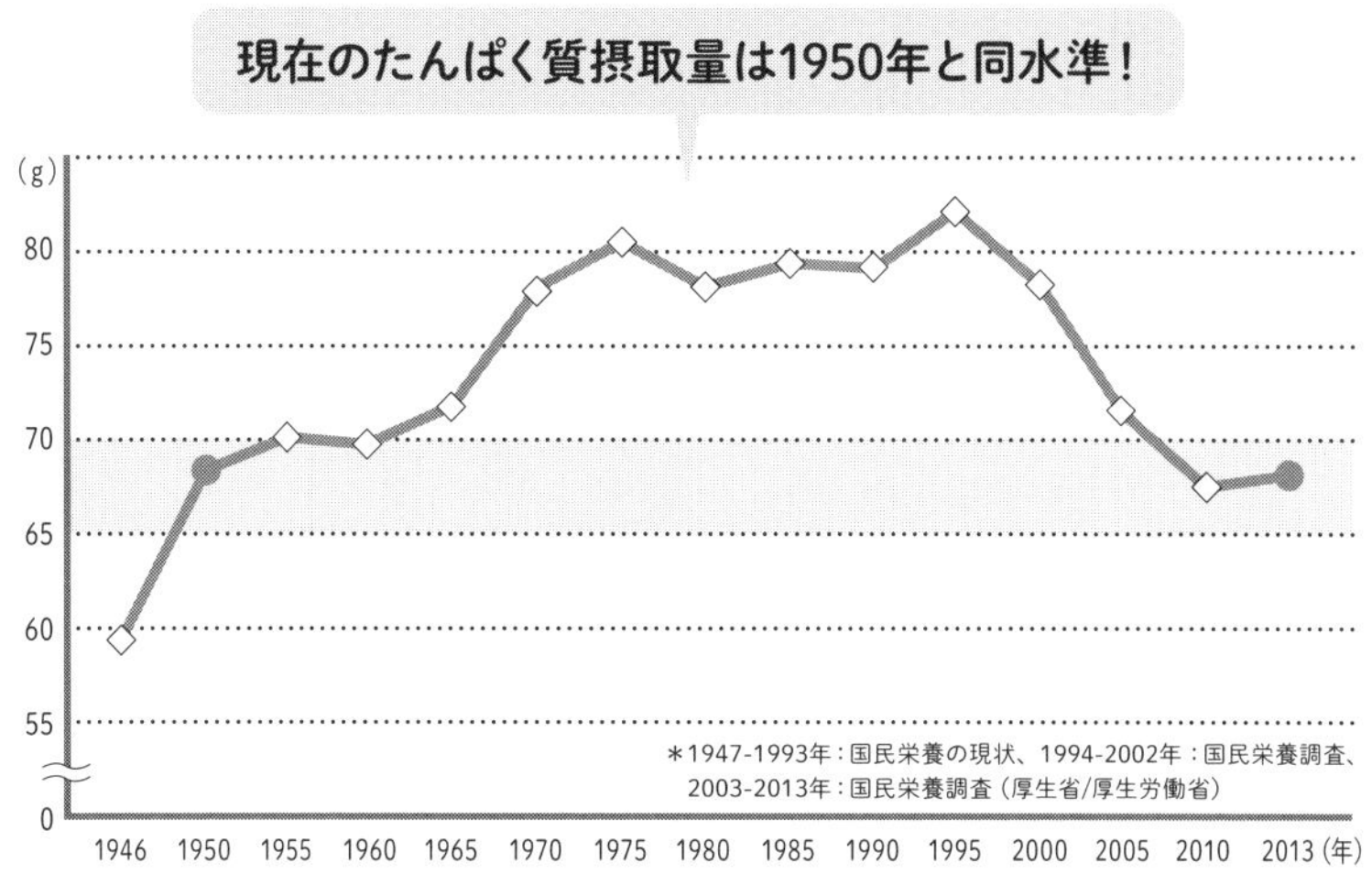

日本人の1人1日当たりのタンパク質摂取量の年次推移（総量）

また、国が示す食生活指針では、たんぱく質の摂取目標量を1日の総摂取エネルギーのうちの13～20％と設定していますが、実際には14～15％に留まっています。そもそも20％というのも少な過ぎますが、その数値さえ十分に満たすことができていません。

国の具体的な指針の中においては、たんぱく質の充足には触れておらず、具体的な対策が示されていないという現実があります。

そもそも、たんぱく質とは必須栄養素を多く含む栄養素の一つであり、人間の細胞、神経、ホルモン、酵素など全ての材料になっているため、不足すると極めて重要な器官や働きを健全に維持することができません。

甘いものが大好きで菓子パンばかり食べている女性に「お肉が食べられない」ということがよく見受けられますが、これは慢性的なたんぱく質不足によって、肉を消化分解する臓器の脆弱化、酵素の不足などが原因で起きています。消化器も代謝酵素も、全てたんぱく質で作られているからです。

こういうケースでは、ある程度のたんぱく質やビタミン・ミネラルを補給することで改善することがよくあります。

栄養の「常識」は、実は非常識

私がなぜ、現在行っている低糖質・たんぱくリッチな栄養指導を始めたのか、まずはその理由からお話ししましょう。

私はもともとお菓子屋の息子で、子どものころは当時珍しかったアイスやお菓子、ケーキが自宅にどっさりありました。そんな環境もあって、今考えると相当糖質まみれの食事をしていたと思います。

そして、当然の結果として……60歳を目前としていたある日、2型糖尿病を発症したのでした。そのときのヘモグロビンA1cは、なんと9・0%。基準値は6・2%以下ですから、一般的な内科を受診したら、薬の内服やインスリン療法を指導されるレベルでした。

しかし、私は内科医だった時代に見聞きした従来の糖尿病管理に対して、すでにほのかな疑問を抱いていました。なぜなら、**カロリー制限という管理法で、患者さんた**

ちに良い結果が出たことがなかったからです。その事実を自分が糖尿病になった際に思い出し、従来治療以外で何とかならないかと悩んでいたとき――書店で出会った本が、釜池豊秋先生の『糖質ゼロの食事術』（実業之日本社）という本でした。

その本は「**血糖値を上げるのは糖質だけであり肉や卵を食べても血糖値は上がらない**」という、従来治療の考えとは全く相反するものでした。私は「これだ！　これが正しい治療法だ！」と直感し、本の通りに糖質制限食を実践したのです。

本にあった実践法は「朝食と昼食はなし、1日に食べていいのは夕食だけ。主食などの糖質はNGだけど、肉は好きなだけ食べてよい」というものでした。

1日1食と聞くと、相当に厳しい食事制限のように思えますが、意外にも、始めてみるとおなかがさほどすかなかったので特別つらくはありませんでした。そもそも、空腹感は血糖値の上下で現れるものなので、糖質を取らなければ血糖値が上がることも下がることもないため空腹感はなくなります。「おなかがすいた」という感覚に振り回されることもなくなることから、逆に心身共に快適さが増しました。

1カ月が過ぎたころには体重も血液データも改善し始め、4カ月後にはヘモグロビンA1cが6・2％以下に。体重は85kgから69kgと、16kgも減り、人生で初めて肥満体形から脱することができたのでした。

さらに驚いたのは、血糖値以外にも高値を示していた血圧が正常化し、脂肪肝も解消、内臓脂肪も減少と――運動を始めたわけでもなく、内服もなく、これらの全てが食事のみで改善したことでした。

一般的な糖尿病治療では、肉や脂質を控えて野菜とご飯をしっかり食べ、和食を中心とした低カロリー食を指導されます。ところが、その治療法の下、糖尿病患者数は年々増加しています。三大合併症（糖尿病網膜症、糖尿病神経障害、糖尿病腎症）を発症し、失明・足の切断・透析に陥った患者も、同じように増えています。

その一方、私は**「糖質を制限して肉中心にする」という、従来治療とは正反対の食事法によって、たったの4カ月で血糖値が改善に至り、しかも人生で一番痩せて健康体になったのです。**この経験から「今まで学んできた栄養学や医学の常識は――常識ではなかった……！」と思い知ったのでした。

妊婦にも糖質制限を！

糖質制限ですっかり健康体になった私は、その後は信頼できる糖尿病の妊婦さんに対して、よく説明をした上で糖質制限に挑戦してもらう試みを始めました。

その結果、ある糖尿病の妊婦さんは、一人目出産のときはカロリー制限食で血糖値コントロールも悪く４０００ｇを超えた赤ちゃんを出産しましたが、二人目出産では糖質制限食を行うことで増えすぎた体重が減り、３６００ｇの赤ちゃんを問題なく出産されました。つらいカロリー制限食でもコントロールできなかった一人目に比べ、お肉をたっぷり食べながらダイエットができ、楽々の出産で、満足していただきました。

こうした症例を幾つか経験したことから、妊娠中に糖代謝異常（妊娠糖尿病）が見られた妊婦さんの血糖管理においても、カロリー制限食ではなく、たんぱく質の多い糖質制限食を勧めていくことにしたのです。

すると、お母さんの血糖管理は良好、食事も不満なく満足できる上、赤ちゃんも低血糖を起こすことなく元気に生まれるケースがどんどん増えていきました。

学会発表で降り注いだ非難

私は、2012年に開催された日本糖尿病・妊娠学会で、2型糖尿病合併妊娠の妊婦さんと妊娠糖尿病の妊婦さん、二人の症例を発表しました。いずれも、たんぱく質を強化し糖質を制限することで、血糖値と体重コントロールが良好で出産に至った好例でした。糖質制限をすると、体のメインエネルギー源が糖質から脂質へと変換されます。そのため、この二人の妊婦さんのエネルギー源も、糖質から脂質に切り替わり、それによって〝ケトン体〟が上昇したことがうかがえた事例でした。

ところが、このケトン体という物質は、医療の世界では「飢餓時に出現する危険な物質」「ケトン体が高いと奇形児が生まれる」といった、極悪非道の存在という認識を持たれています。そのため、私がそのときに発表した、今までの常識をひっくり返す内容について、「こんな治療法は許されない!」と、蜂の巣をつついたような騒ぎが起き、聴講者たちからの非難の雨あられが私に降りかかったのでした。

ケトン体は本当に危険なのか？

私は産婦人科医でしたから、多くの妊婦さんが、食事が取れないつわりの時期に体内のケトン体濃度を上昇させることを知っていましたし、それが危険なものではないという認識を持っていました。

ところが、一般的な糖尿病内科医は「ケトン体は糖尿病性ケトアシドーシス（257ページ参照）の原因となる危険なもの」という認識が強く、高いケトン体値について認められなかったのです。

また、「ケトン体が高いと生まれた子の知的発達が遅れる」という論文も広く知られていました。私もその論文について知ってはいましたが、もしそれが本当であれば、脳が作られる妊娠初期につわりを起こし、ケトン体が高値になった全ての妊婦さんから、知能に問題がある子どもが生まれることになります。当たり前ですが、そんな事実はありません。私はケトン体を一概に悪い物質と決めつけることについて、何かおかしいと思いました。

そもそも人間が持つエネルギー産生回路は、糖質と脂質の二つをエネルギー源へと変換させることができます。一般的に知られている「ブドウ糖」とは、糖質から作られるエネルギー源です。それに加え、ケトン体とは脂質から作られるエネルギー源を意味しています。「糖質＝ブドウ糖」「脂質＝ケトン体」というわけです。

私たちの体は、一般には、糖質をエネルギー源にしていると思われており、半日以上食べるものがない時は、非常手段として蓄えていた体脂肪を使ってケトン体を作り出し、エネルギー源にするといわれています。

このため、絶食時にケトン体が上昇するのはごく普通のことなのですが、この現象が起こることは「飢餓を引き金とする悪いこと」と、医療関係者の間で長らく言われ続けていました。ところが後に述べるように、実はケトン体は心臓を始め、生命維持に重要な臓器を日常的に動かしているエネルギー源です。飢餓のような特別な時には、生命を守るために急遽、大量に作られるために目立ちますが、役割を終えると消えてゆくスーパーマンのようなものです。ブドウ糖のように不安定ですぐに枯渇するエネルギーではなく、ケトン体は体脂肪さえあれば何日でも使える上、体内に豊富に存在するためいつも安定供給できるエネルギーです。

ケトン体は、普段はスーパーマンの衣装を脱いで、縁の下の力持ちとしてひたすら真面目にコツコツと働き続けるエネルギーだと理解しておいてください。

さて、学会発表で非難を浴びた私は、その講演会場の展示コーナーで、あるものを見つけました。それは、簡易ケトン体（βヒドロキシ酪酸）測定器でした。

従来、ケトン体を測るためには大量の血液が必要だったり、結果を出すまでに何日もかかるということがありました。しかし、この測定器は1滴の血液で瞬時にケトン体の数値を測ることができたのです。

そのころ、糖質制限食研究の第一人者である京都・高尾病院の江部康二先生からメールで「胎児・新生児は何をエネルギーにしているのか？」という宿題を頂いていました。先の通り、産婦人科や新生児の学会の答えは「胎児のエネルギーはブドウ糖」という共通認識がありましたが、これには私も疑問を持っていました。

測定器を手にしたとき、この江部先生からの提起が頭をよぎり「この簡易測定器を使えば、新しいケトン体研究ができる！」と、私は次の課題を見い出したのです。

世界で初めて明らかにした胎児のエネルギーの秘密

簡易ケトン体測定器を手に入れた私は、検診に来た妊婦さん全員のケトン体を測り始めました。すると、**糖質制限をしていなくても、7割の妊婦さんでケトン体が高値で現れていることが分かりました。さらに驚いたことに、お母さんと胎児を結ぶへその緒の中を流れる血液（臍帯血）のケトン体値を測ってみると、さらに高い値でケトン体が測定されたのです**（80ページ図表参照）。

私は次に、新生児のケトン体も測定することにしました。計測に必要な血液量はほんの1滴ですから、産後4日目に行う「ガスリー検査」の際に一緒に行えば、赤ちゃんへの負担もありません。結果、**300人の赤ちゃん全てに高ケトン血症が認められたのです。**その平均値は246・5μmol/L（正常値85μmol/L）で、全例100以上の値でした。乳児1カ月検診、3～4カ月検診でも検査をしたところ、やはりケトン体は高値でした。

胎盤・胎児・新生児のケトン体値

（宗田マタニティクリニック調べ）

	ケトン体 µmol/L	平均 µmol/L	N（サンプル数）
胎児絨毛	2100-2600	2885.7	35
自然流産	600-4500	1828.0	75
分娩時臍帯血	300-2500	779.2 中央値（729.6）	60
胎盤内組織液	1200-5200	2235.0 中央値（2114.3）	60
生後4日目	100-800	246.5 中央値（200.0）	99
生後1カ月	200-700	366.7 中央値（400.0）	24

つまり、「有害物質であり危険」といわれてきたケトン体——「赤ちゃんの知的発達に悪影響を与える」といわれてきたケトン体は、

- 出産時の産婦
- 胎児の命綱である臍帯血
- 新生児
- 出産から数カ月たった赤ちゃん

この全ての段階において、高い値を示していました。

命が誕生する最も重要な時期において、「有害物質であり危険」なものが高値で現れるということは、考えにくいといえます。むしろ、**ケトン体は命の誕生、育成において必須で欠かせないものだからこそ高値に現れるもの、と考えるのが自然ではないでしょうか。**重ねて、脂質の割合が55％である母乳のエネルギー比率で考えてみても、脂肪の代謝産物であるケトン体の数値が高いことはつじつまが合います。赤ちゃんは、母乳の脂質をエネルギー源として「ケトン体エンジンを働かせている」のです。つまり、**新生児はケトン体で生きている、「ケトン体人間」であることを示しています。**

人間は肉食で脳を大きく進化させた

次に、ケトン体を生命の発生からひも解いてみましょう。

約38億年前、地球上に初めて生まれた生物は「原核生物（細菌など、ＤＮＡが裸のまま細胞の中に収まっている初期生物）」でした。原始生命は、糖質を唯一のエネルギー源としていました。その後「真核生物（細胞核と呼ばれる細胞小器官を有する生物）」へと進化しました。そして、この真核生物の細胞の中に、そもそもは独立した細菌だった「ミトコンドリア」が入ってきたのです。ミトコンドリアは後に、人の細胞内の小器官に変化して「代謝＝生命体を動かす」ことにおいて、重要な役割を果たすようになります。ミトコンドリアは脂質をエネルギー源にできることから、「ケトン体」を使える器官へと変化しました。

このときから、**生物は糖質だけではなく、脂質もエネルギー源として使えるようになり、動物と植物に分かれて、さらなる進化をしたというわけです。**

人間と猿を分けたのは「栄養」だった⁉

次に、人類の進化についてお話ししていきましょう。

人類の起源は約700万年前にさかのぼります。その頃は猿人と呼ばれ、その特徴は、直立二足歩行にありました。ある時から、人類と猿が分岐したわけですが、その違いは何だと思いますか？　実はこれには、「何を食べていたか？」が非常に重要な鍵を握っていたのです。

初期の人類であるアウストラロピテクスの脳は500ml程度でした。これはチンパンジーとほとんど変わりません。ここから、パラントロプス系とホモ・エルガステル系に分かれて進化していきます。パラントロプスは草食で、1日中草の根など、栄養価の低いものを食べていました。彼らの脳は500ml程度のまま進化しませんでした。

一方、狩猟により獣の肉などを食べていたホモ・エルガステルの脳は一気に倍増し、900ml程度に成長しました。このホモ・エルガステルこそ、今の人類「ホモ・サ

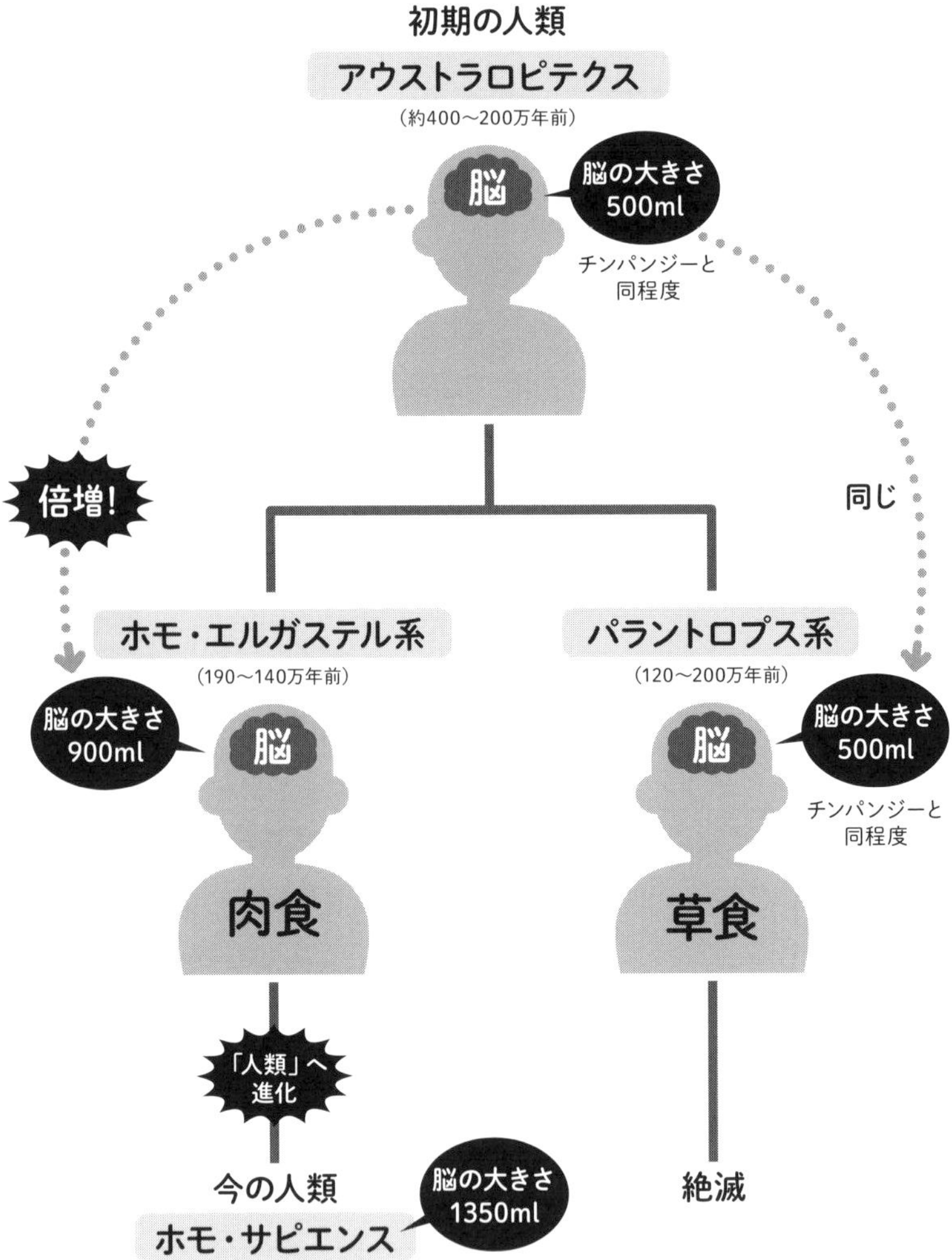
初期の人類
アウストラロピテクス
（約400～200万年前）
脳
脳の大きさ
500ml
チンパンジーと
同程度
倍増!
同じ
ホモ・エルガステル系
（190～140万年前）
脳の大きさ
900ml
脳
肉食
パラントロプス系
（120～200万年前）
脳
脳の大きさ
500ml
チンパンジーと
同程度
草食
「人類」へ
進化
今の人類
ホモ・サピエンス
脳の大きさ
1350ml
絶滅

ピエンス（脳容量1350ml）」の祖先だといわれています。

彼らが使っていた道具を見てみると、生きている動物を狩って食べていたというよりは、大型動物が食べ残した動物の骨を割り、骨髄を食べることが大半であったと推測されています。

骨髄は、たんぱく質と脂質と鉄の塊です。この三つの栄養が、脳を飛躍的に成長させたと考えられます。

ちなみに、農耕が始まり、穀物を食事に取り入れたのは、今から約1万年前です。つまり、人類の食の歴史において、農耕が始まるまでの約700万年は、採集、狩猟、漁労により食料を得ていました。人類が主とする栄養は、そもそも低糖質、高たんぱく、高脂質な肉食中心だったというわけです。

草食で粗食だった猿人パラントロプスが滅びたのは、アミノ酸など、大切なたんぱく質が取れていなかったからだと考えられています。

日本人の栄養源のルーツは米ではなくクルミ

次に、日本人のルーツについて見ていきましょう。

約1万年間続いた縄文時代の鳥浜貝塚（福井県）の資料によれば、日本人の食生活の内訳は、脂質とたんぱく質が8割を占め、炭水化物（糖質）はわずか2割でした。このとき、日本人が「主食」として食べていたものは、クルミでした。ちなみにクルミの栄養素は、たんぱく質が15％、脂質が69％、糖質は3％。非常に低糖質、高脂質な主食であることが分かります。

また、最近、北海道の礼文島船泊遺跡で出土した3500〜3800年前の女性の骨から採取したDNAの分析結果でも、肉など高脂肪食の消化を助けるたんぱく質を作るよう、遺伝子が変異していることが明らかにされました。つまり、そもそも大昔から、日本人は脂質を主なエネルギー源として、体もそのように適応しているということです。

では、日本人は、いつから「米」を主食とするようになったのでしょうか。

日本の農耕文化の起源は4000〜5000年前にあり、その後、中国から米が伝わり、稲作が約2500年前の縄文時代の終わりごろから始まったといわれています。つまり、**日本人が米を食べ始めた歴史は、たったの2500〜3000年程なのです。**

よく「日本人は農耕民族で、西洋人は狩猟民族。だから、日本人には脂質の多い食事は向いていない」といわれますが、それは歴史的に見ると大間違いです。人類700万年の歴史を100とすると、日本や欧米という区別がある期間は0・1もありません。肉を中心に、時に木の実を食べて生きてきた年月と比べると、農耕時代は比べ物にならないほど短いのです。


また、従来の栄養学では「主食（糖質）を取らないと脳が働かない」といわれてきました。しかし、先の通り、そもそも人間は肉食動物であり、肉を食べたからこそ、脳を大きく発達させて、生存競争を生き抜いてきました。長い長い人類の進化の軌跡は、私たちの体に、細胞に、代謝システムに、確実にプログラミングされています。

７００万年の間、人類は肉や種実から得たたんぱく質・脂質で進化・生存してきました。その後、穀物を食べるようになってから２５００〜３０００年、白米など精製された糖質の始まりはここ２００年、精製糖質を過剰に摂取し始めてからは、たったの50年しかたっていません。これほどまでに精製糖質中心の食事になったのは、ごく最近のことだということを理解してください。

そのために、炭水化物（糖質）の大量摂取に対して、人の体の代謝は適応していないこと、糖尿病や認知症、高血圧やがんといった生活習慣病の増加は、それと深く関係しているということも頭に入れておいてください。

人間の体の仕組みに沿った栄養指導で得られること

ここまでのお話で、現代女性の栄養失調の背景には、人間の体が本来備える代謝に逆らった「糖質過多」「たんぱく質と脂質の不足」といった問題があることが分かっていただけたでしょうか。

先の通り、当院では、人間の体の代謝を健全に導く「高たんぱく質＋糖質制限」＝「たんぱくリッチ食」の指導で、糖尿病のある妊婦さん、妊娠糖尿病を発症した妊婦さんを次々と改善に導いた実績があります。

そして今では、血糖値に問題がない人たち――**婦人科の問題を抱えている患者さんから、不妊で来院された方、そして健康な妊婦さんにおいても、たんぱくリッチ食を指導しています。目的によって、糖質制限の程度や栄養の内訳には幅を持たせていますが、現代の女性たちはほぼ全員と言っていいほど栄養に問題があるためです。**たんぱくリッチ食で栄養状態を改善することで、婦人科の疾患が改善したり、無事に懐妊したり、出産から産後の心身を健全に保ったりするなど、続々と良い結果が得られています。その具体的な指導内容については次章から詳しくお伝えしますが、その前に、これまで刷り込まれてきた「栄養の常識」を一度リセットしておきましょう。

先の通り、「日本人の体に最も適した主食は米」という概念についての科学的な裏付けはありません。テレビや雑誌、インターネットでは、次から次へと、さまざまな「体にいい」情報が生まれてきて、私たちはそれに振り回されているともいえます。

その中には、権威のある大学の教授や専門家が唱えているために、もはや疑いようのない事実であると広く信じられている説もあります。

これらの間違った「栄養神話」が、日本人女性の9割を「新型栄養失調」にして健全な妊娠・出産を阻害する大きな原因となっています。

次から、その代表的な六つの「栄養神話」について、いかに科学的裏付けがないかを解説していきます。「栄養神話」の間違いを確認することで、科学的な裏付けのある、本当に正しい栄養知識へとアップデートする準備をしていきましょう。

間違った栄養神話❶

「肥満や糖尿病予防には カロリー管理が必要」

糖尿病やメタボリックシンドロームの診断を受けると、必ず「カロリーを下げた食事をしましょう」と指導されます。しかし、カロリーはただ単純に熱量を測る単位でしかありません。１gの水の温度を標準大気圧下で１度上げる際に必要な熱量が「１kcal」であり、ただ単純に測定したい食品を装置に入れて燃やし、その上がった温度でカロリーが決められています。つまり、食品が燃えて灰になるときに、どれだけの熱量を出すかどうかの数値でしかありません。**人間の体の中で起こる代謝とは、一切関係がないのです。**

さらに、カロリーと血糖値にも何の関係もないと言ったら驚くでしょうか。三大栄養素である、たんぱく質1g、糖質１g当たりは共に４kcal、脂質は１g当たり９kcalとされています。例えば、脂質４gを取った場合と糖質９gを取った場合は同じ36kcalですが、脂質は血糖値を上げず、糖質は血糖値を上げます。血糖値を左右するのはカロリーではなく、栄養素ということ。一般に信じられている、カロリーの高低と血糖値の上下とは、実は全く関係がありません。ちなみに、カロリーの高低で太る、太らないが決まることもありません。

間違った栄養神話❷

栄養はバランスが大切

「バランスの良い食事を取りましょう」というフレーズを人生で何度も耳にしてきたはずです。今現在、日本でバランスが良いとされている食事は、2005年に厚生労働省と農林水産省が合同で策定した「フードガイド」が根拠になっていて、たんぱく質：脂質：炭水化物＝2：2：6のカロリー比率がバランスが良いとされています。ところが、これは当時の日本で取られていた食事バランスを当てはめただけのものです。**人の体にとって、どんな栄養がどれぐらい必要なのか、という科学的、栄養学的な根拠はありません。**

この科学的根拠のないバランス比率が日本の栄養の基準にされており、糖尿病の栄養を指導する食品交換表などもこれに基づいて作られています。

また、「三食しっかり食べることが大切」ともよく聞かれますが、大切なのは三食食べることではなく、栄養内容を考えることが重要なのです。

間違った栄養神話❸

「コレステロールは体に悪い」

卵、肉、チーズはコレステロールが高いので、取り過ぎるとコレステロールが高くなるといわれてきました。しかし、そもそもコレステロールは脳の構成成分であり、体にとって必須なものです。欠乏すると、細胞膜や血管が弱くなる、免疫力が下がる、ホルモン異常が起こりやすくなるなど、悪影響が起きます。2015年、厚生労働省は食事からのコレステロール摂取の制限をなくしました。食べたものでコレステロールの数値は左右されないことが分かったからです。

妊娠するとコレステロール値は上がり始め、妊娠後期には280～350mg/dlまで上がるケースもあります。これは異常なことではありません。すでにお伝えした通り、臍帯血から高濃度のケトン体が見つかっていることから、胎児は脂肪をエネルギー源として発達をしていることが分かります。つまり、たくさんの脂質を胎児へ送り込むために、母体はせっせとコレステロールを作っていると考えられます。さらに母乳の主成分は脂質であることから、出産後の授乳にも備えていると考えれば、妊婦のコレステロール値の上昇は、自然な体の仕組みといえます。

間違った栄養神話④

「肉と油は太る」

肥満を避けるために肉や揚げ物を避ける人は多いと思いますが、油を取ったからといって体内に脂肪が増えるわけではありません。16ページの図で説明したように、体に脂肪をため込む原因となるのは、油ではなく、糖質です。

飢えとの戦いだった近代以前は、食べられるときに食べ、飢餓の可能性がある未来に備える必要がありました。そのため、糖質が潤沢に体の中に入ってきたときに、インスリンを分泌して細胞に脂肪を蓄える仕組みができたのです。つまり、脂肪の蓄積＝肥満は、過剰な糖質摂取があったときに働くシステムということ。インスリン分泌の引き金になる血糖値を上げる栄養素は、直接的には糖質だけです。体の太るシステムを働かせたくないときに、控えるべきは油ではなく、糖質です。

また、肉の脂は必須脂肪酸を含み、脳や体に欠かせない栄養素でもあります。こうした良質な油については、第2章で詳しくお伝えします。

間違った栄養神話❺

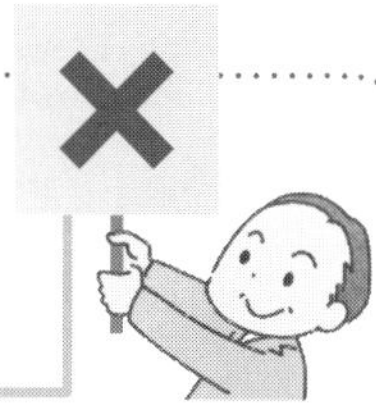

「炭水化物は絶対必要なエネルギー」

三大栄養素の一つである炭水化物は、糖質と食物繊維で構成されています。玄米にはこの食物繊維が豊富に含まれており、血糖値の上昇を緩やかにする働きを持ちますが、精製の過程でこの食物繊維の部分をそぎ落とした加工食品である白米では、当然ながらこの働きが失われてしまいます。純度の高い糖質である白米は、代謝の上では「口に入れたら砂糖と同じ」ということを知っておきましょう。

よくある「お米を食べなければ、頭が回らない」とか、「米中心の粗食が一番体にいい」という考え方は、全くの間違いです。糖質過多になるだけでなく、人間の体に必須なたんぱく質や脂質の摂取量が足りなくなってしまいます。

冒頭でもお伝えした通り、卵はたんぱく質と脂質でできています。糖質はゼロです。そして、赤ちゃんは脂質を主なエネルギー源とする「ケトン体人間」です。

これから妊娠・出産に備える皆さんや赤ちゃんにとって、「絶対必要なエネルギー」は、たんぱく質と脂質であることを忘れないでください。

間違った栄養神話❻

「ケトン体は危険！」

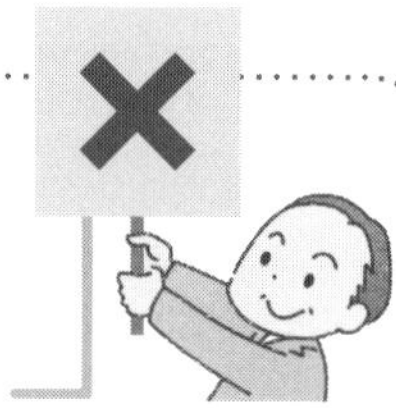

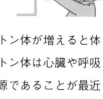

先にお伝えした通り、医療の現場では「ケトン体が増えると体に悪い！」と信じられています。しかし、ケトン体は心臓や呼吸器、脳など、重要な臓器のメインエネルギー源であることが最近の研究で分かってきました。そして、私の調査でも新生児や臍帯血、妊娠している女性から高値で検出されていることから、生命の誕生において重要なエネルギー源であることが予想できます。

人間にはエネルギーを産生するエンジンが二つあり、一つは糖質をエネルギー源とする「ブドウ糖エンジン」、もう一つが脂質をエネルギー源とする「ケトン体エンジン」です。つまり、ケトン体が血液中に高い値といっても悪いことではなく、エネルギーに余裕がある状態であることを示しています。ケトン体（ヒドロキシ酪酸）が150μmol/L程度のやや高い値 (基準値85μmol/L) の場合、心拍数を少なくすることができる効率の良いエネルギー状態にあることがわかってきています。

本書では、このケトン体エンジンを働かせるために「高たんぱく質＋糖質制限」をお伝えしていきます。そして、ケトン体がどんなに優れたエネルギーであるかについても、じっくり解説していきます。

自分と赤ちゃんを守るために、本当に必要な栄養知識を備えよう

いかがでしょうか？　六つの捨てるべき「栄養神話」は、今まで常識だと思っていたことばかりで、少し戸惑いもあったかもしれません。しかし、私はこの六つの栄養神話を捨て、正しい栄養知識を新たに備えることによってこそ、妊婦さんの健康と赤ちゃんの健全な発育が実現できると確信しています。

自分自身が糖質制限によって健康を取り戻したこと、そして当院の妊産婦さんたちのご協力で得られた「赤ちゃんはケトン体人間」という事実から、妊娠・出産・産後のどの段階においても、糖質を過剰に摂取することは、妊産婦や赤ちゃんの健康を阻害していることは確実です。

そのため、当院では、不妊治療から妊娠・出産、育児と、たんぱく質を中心とした必須栄養素に満ちた食事を指導し、治療を行っているのです。

結果、ご夫婦共に不妊を克服して赤ちゃんを授かる方、妊娠糖尿病でもインスリン

に頼らず自然分娩される方、産後うつになることなく育児を楽しんでいるお母さんたちで当院はあふれています。

そして、**赤ちゃんたちも皆健康で発育が良く、いつもご機嫌なのです。**

次章からは、妊娠しやすい体をつくる妊娠準備期、妊娠期、産後、赤ちゃんの離乳食時期など、それぞれの段階で必要な栄養について詳しくお伝えしていきます。

同時に、糖尿病のある妊婦さんや妊娠糖尿病を発症した場合の適切な栄養についても、実際の症例を交えてお話ししていきます。

序章のまとめ

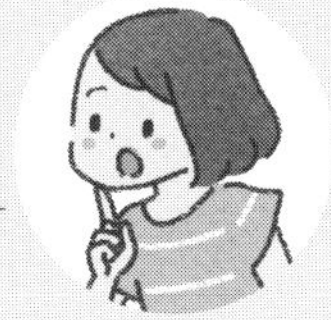

Q ケトン体って何？

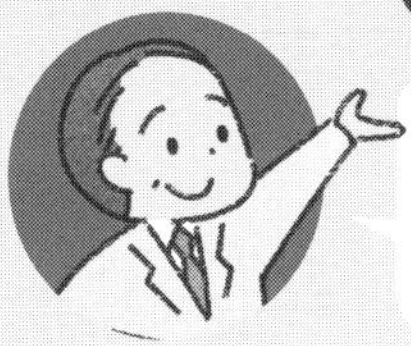

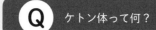

A 体を効率よく動かすメインエネルギー源。赤ちゃんもケトン体で発達します！

ケトン体の働き

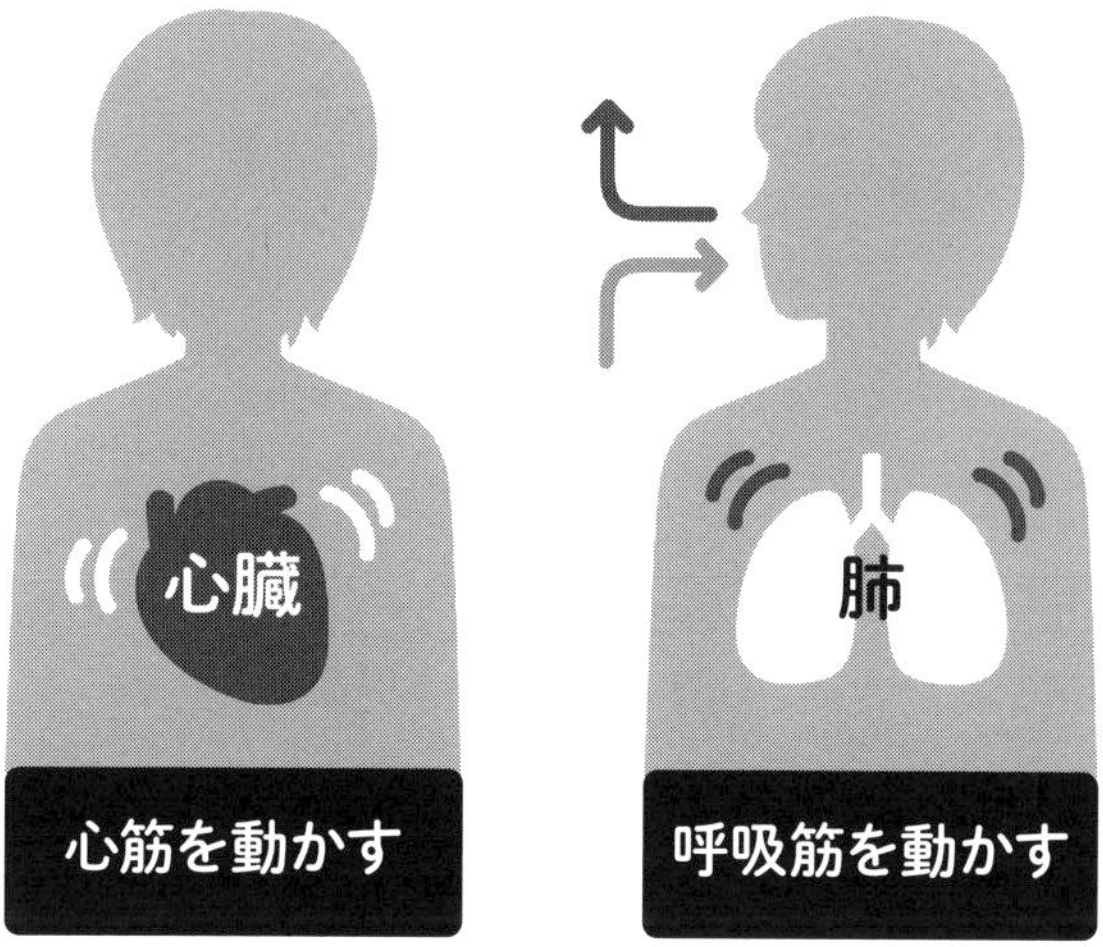

心筋も呼吸筋も
メインエネルギーはケトン体！

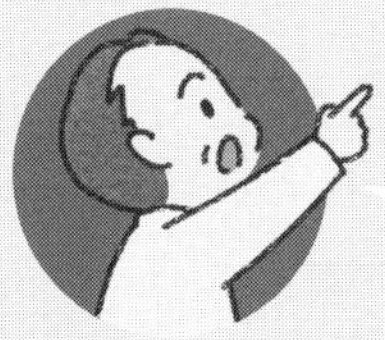

医学の教育に使われる『ハーパー・生科学 30版』には「心筋、遅筋のメインの基質はケトン体である」と書かれています。枯渇しやすいブドウ糖はメインエネルギーにはなれないのです。

序章のまとめ

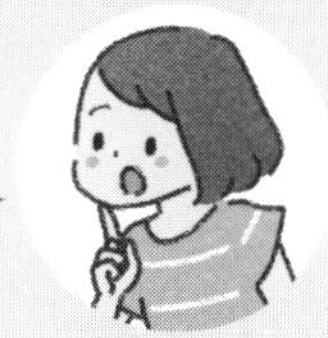

Q どうしたらケトン体を増やせるの？

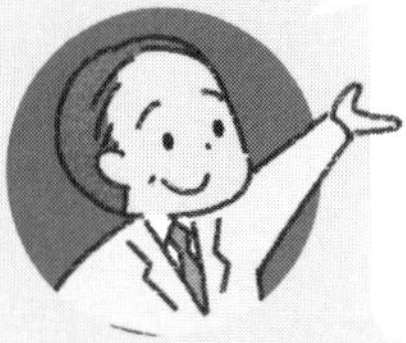

A 1. 糖質を控えること
2. たんぱくリッチ食にすること
これが大前提！
MCTオイルやココナッツオイルでも増えます！

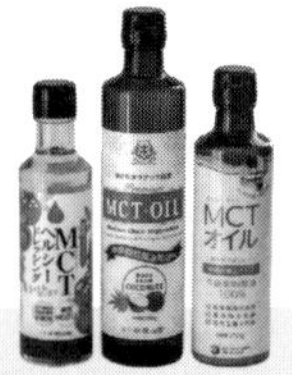

糖質を原料とする原始的なブドウ糖エンジンに対して、脂質を原料とするケトン体エンジンは超高性能。

肝臓で脂肪酸が分解されて作られる「アセトン」「アセト酢酸」「βヒドロキシ酪酸」の三つの総称がケトン体。ケトン体は血流に乗って全身の細胞へ送られ、各細胞内のミトコンドリアでＡＴＰというエネルギーへ変換されます。

ケトン体は、通常でも心筋や呼吸筋など命に関わる臓器を動かすメインのエネルギー源であり、体に蓄えた脂肪を原料に、絶食中や就寝中にも働いて体を支えています。

第1章

妊娠しやすい体の作り方

いつでも妊娠できる体とは？

本章では、妊娠したいと思ったときに問題なく妊娠できる体とはどんな体なのか？その体をつくるためにはどんな食生活にすればいいのか？　について、詳しくお話ししていきましょう。

最近では、子どもを持つことを計画している人も、持つ予定のない人も、子どもを持つ可能性のある男女全員が、いつか生まれてくる赤ちゃんのために妊娠前から健康づくりをするという考え方のことを「プレコンセプションケア」と呼びます。

これからお話しする内容は、このプレコンセプションケアの考え方に則した、性機能を健全な状態に維持するための具体的な方法を学んでいきますので、不妊に悩んでいる男性や女性には、特に役立つ知識となるはずです。

現代の日本人女性が「新型栄養失調」であることは、前章でお伝えした通りです。

そして、その傾向がある女性の特徴として多く見られるのが、〝痩せたい願望〟からくる痩せ体型です。

「高カロリーな食事を控えて野菜中心の低カロリーを意識しています」

「太りたくないけど甘いものは大好きでやめられないから、甘いチョコや菓子パンだけを食べて食事を済ませています」

といったように、痩せ体形に憧れて食事の量を減らしたり、また、一見普通体形に見えて健康そうな女性でも、食事内容に偏りが見られる低栄養状態の女性は数多く存在しています。こうした低栄養状態の女性が妊娠を目指そうとしたとき、なかなか妊娠しない、妊娠しても十分な栄養が胎児に送られないといった問題が起きてしまうのです。

現在妊娠したい女性、将来妊娠を希望する女性たちに伝えたいことは、次世代に命をつなげていくためには、何が大切な栄養であるかを理解してほしい、ということです。

妊娠をしたいと望んだときに、赤ちゃんを迎えるための栄養は、やはり普段の食生活が基本であり、とても重要となってきます。

糖質過多＋低たんぱく＋鉄不足で不妊体質になる

人間にとって、生きていく上で最も大切な命に直結する臓器はどこでしょう？すぐに分かりますね。そう、脳と心臓です。では、次に大切なのはどこでしょうか？呼吸をするための肺、代謝を行う肝臓、血液をろ過する腎臓、食べたものを栄養にして余分なものを排出する消化器と続きます。

そして、やっと最後に生殖器となるわけです。

生殖器は、今生きている人のためにあるのではなく、次の世代を産み育てるための器官です。ですから、**体の栄養が十分にない場合、脳と心臓、次に肺と肝臓と腎臓……というように、命を長らえるための臓器へ最優先に栄養が回されます。当然ながら、次世代を育てるための生殖器には、少ない栄養は割り当てられません。**

結果、生殖器が機能しなくなり、妊娠しにくくなるのです。

例えば、心身の健康を崩すほどのストレスがかかったとき、女性の場合は生理がストップしてしまうことがよくあります。また、インフルエンザで寝込んでしまうなど、重い病気になった後に生理が遅れた、なんてことも珍しくありません。

それは、「今生きていくために必要ではない生殖器の働きを止め、大事な機能の回復を最優先する」という、体のホメオスタシス（恒常性）が働く結果です。つまり、生殖器というのは、**生物が個体として生き延びるためには後回しにされがちで、体調も栄養も十分であるときに、初めて正常に働く臓器であるということです。**

何年もの間、**「糖質過多・低たんぱく・鉄不足」**の状態……つまり「新型栄養失調」が続いていたとしたら、生殖器はどうなってしまうでしょうか。命を長らえるための重要な臓器へ優先的に栄養が送られるため、当然、生殖器の働きは衰えてしまいます。

特に、たんぱく質と鉄は血液を作り、臓器を作り、体を動かすエネルギーを作るために、最も重要な栄養素です。それらが足りなかったら、生殖器まで回ってこないというのは説明するまでもありません。

低栄養が、実際に女性の体にどんなことを起こしたのか、次に、具体的なケースでご紹介しましょう。

症例1

体重90kg・生理不順で妊娠希望のAさん

妊娠希望で来院されたAさんは、初診時、体重が90kg以上ある肥満体形でした。お話を聞くと、生理が2～3カ月に1度しかないという生理不順がありました。

私は、**このような方の場合には、血液検査や子宮、卵巣のチェックもしますが、それ以上に、患者さんが「毎日どんなものを食べているか」を重視しています。**

そこで、Aさんには、来院した当日から1週間の食事内容を記録してもらうことにしました。その内容を確認しながら、治療を開始することにしたのです。

Aさんには、「何が好物で何が嫌いなのかが分かるような、ありのままの食生活を書いてくださいね」と伝えました。

なぜ、このような前置きをするかというと、患者さんによっては、食べているものを恥ずかしがって少なめに書くことや、食事回数と量を省略して書いてしまう方がいるので、心配することなく、ありのままを気軽に書けるようにしているのです。

そして、Aさんは次のように書いてくれました。

Aさんの1週間の食事内容

	朝食	昼食	夕食
6/11	なし	なし	カレーパン ピザパン サンドイッチ
6/12	なし	バナナクリームケーキ BLTサンドイッチ	カレーライス レタスサラダ
6/13	なし	根菜チキンラップ BLTサンドイッチ	なすとモヤシの炒め物 白米 レタスサラダ
6/14	なし	なし	サンドイッチ
6/15	ツナマヨおにぎり レタスサンドイッチ	抹茶クリームフラペチーノ（大）	チキンクリームオムライス
6/16	スナック菓子	なし	多量のお酒 カモ肉（少し） サラダ
6/17	チョコレートケーキ ベリータルトケーキ	カレーパン BLTサンドイッチ クロワッサン	なし

このAさんの食事の全体像から浮き彫りになった問題点は、三つあります。

まず一つ目は、何といっても口にする食べ物の9割が炭水化物（糖質）で占められていること。明らかに糖質の過剰摂取、糖質依存症といっても過言ではありません。また、そのほとんどが、買ってきて袋を開ければすぐに食べられるもの——菓子パンやコンビニのおにぎり、サンドイッチなどです。ここからは、非常に手軽にスピーディに取れる食事というのは、イコール糖質で占められている、ということが分かります。

二つ目は、この食事内容には、肉や卵、魚などのたんぱく質が非常に少ないこと。たんぱく質は人間の体の材料となり、正常な代謝を働かせるための大切な栄養です。

三つ目は、脂質がほとんど取られていないということ。ダイエット願望を持つ女性に非常に多く見られる特徴で、「太るから油は避けています」と皆さん口をそろえて言います。ところがAさんのように、脂質を避けた結果、痩せないでいることがとても多いのです。

つまり、**肥満の原因は脂質ではなく、糖質であるということを知らない人が非常に多いのです。**

このような偏った食事では、体に必要な栄養素が不足してしまいます。

特に、**生殖という分野については、極めて多くのたんぱく質や脂質が必要です。**

例えば、鶏卵を例にとれば、水を除くとたんぱく質約55％、脂質約45％でできていて、糖質はゼロです。

実は生殖には、糖質はさほど関与していないのです。Aさんのように、9割が糖質という食生活では、子宮内膜の増殖、女性ホルモンの材料、卵子や赤血球などの材料である、たんぱく質・脂質・ミネラル・ビタミンが不足してしまいます。

Aさんには、この記録を見ながらご自身の食生活を振り返ってもらい、栄養指導を行いました。生殖能力を上げるためには、食生活を変えて必要な栄養を取ることが重要であることを理解してもらい、具体的な食事内容の指導を行いました。

同時に「高たんぱく＋糖質制限」食をスタートし、肉や卵をしっかり食べる食事にスイッチしたところ、**半年で20kgのダイエットに成功し、生理不順も改善、毎月排卵することができて、めでたく懐妊されました。**

このように、なかなか妊娠できない、子どもができない、という女性は偏った栄養を取っていることが多いのです。まずは1週間の食事を記録してみることをお勧めします。「意外と糖質が多かった！」「たんぱく質を全然取っていなかった！」と、気付く機会になります。

症例2

うつ・パニック障害・生理不順・肥満で妊娠希望のBさん

Bさんは来院当時32歳で、20代のころからうつ、パニック障害で精神科の治療を受けてきた方でした。なかなか改善せずに、数年の間に15kg以上体重が増加して肥満体形となり、生理不順に。今回、妊娠を希望して、ご主人と一緒に来院されました。ところが、初診時のBさんは気力や元気がない状態で、心身共に弱り切っており、精神科の先生からも妊娠は勧められていませんでした。

一般的な不妊治療のクリニックであれば、なかなか治療が困難となる症例でしょう。なぜなら、**精神科の薬を続けながら肥満を抱えているケースでは、排卵誘発剤が効かないことが多いからです。**また、無事に妊娠できたとしても、産後の子育てが困難になる心配も残ります。

私は、Bさんのうつ、パニック障害は栄養不足によるものではないかと考えました。

そこで、普段の食事内容を聞き出したところ、予想通り糖質過多に陥っていること、そして極端なたんぱく質、鉄不足であることが浮き彫りになりました（113ページ参照)。

メンタルの不調と栄養失調には、非常に密接な関係があります。

健康なときの人の脳は、幸せを感じさせる「セロトニン」や喜びを感じさせる「ドーパミン」という神経伝達物質で満たされています。これらはたんぱく質の構成成分であるアミノ酸を材料とし、生成される過程で鉄を必須として作られる物質です。

つまり、**たんぱく質と鉄が足りないと、セロトニンやドーパミンが脳内で不足して幸せも喜びも感じられなくなり、精神が不安定になって、うつやパニック障害などを引き起こしやすくなるのです。**

Bさんの場合は、まずたんぱくリッチ食にしてもらい、鉄剤を処方し、ビタミンB群はサプリメントで補ってもらいました。果たして、1カ月後には表情が見違えるほど明るくなり「今まで食べられなかった肉や卵が食べられるようになりました」と報告してくれました。

改善の手応えが感じられたので、妊娠のための準備として精神科の薬を減らし、妊娠するために頑張ろうと励ましました。

Bさんの3日間の食事内容

	朝食	昼食	夕食
1日目	アイス ヨーグルト	菓子パン	ご飯 サラダ（レタス・きゅうり・かにかま） 納豆 アイス
2日目	なし	ハンバーガー フライドポテト コーラ	うどん アイス ヨーグルト
3日目	菓子パン	アメリカンドック チョコアイス あめ	明太子パスタ アイス

3カ月後には生理不順が改善し、排卵誘発剤を使用しなくても排卵が見られるようになりました。体重は5kg減って、精神科の薬をやめることができました。

6カ月後、見事に自然妊娠し、ご主人も大変喜んでくれました。

実際、**生理不順や肥満の方の毎日の食生活を尋ねてみると、ほとんどの場合、糖質過多でたんぱく質や鉄などが不足して栄養が偏っている状態です。**

現代人の食生活の特徴を挙げてみると——

- 仕事が忙しくて丼物やお弁当、ファストフードなど簡単な食事が多い
- 野菜やサラダは意識的に摂取しているが肉や油は避けている
- 菓子パンを食事代わりにしている
- 甘いお菓子がやめられない

などがあり、これらが新型栄養失調へ直結しているのです。

肥満なのに栄養失調!?

新型栄養失調は、うつやパニック障害の原因になるだけでなく、肥満の原因にもなります。実際、前項のAさん、Bさんも、そろって肥満が見られました。そういわれても、「栄養が足りないのに太るの？」と不思議に感じて、すんなり納得できないかもしれませんね。

新型栄養失調から肥満へと至る過程は、糖質の過剰摂取から始まります。

1 糖質をたくさん取る

↓

2 血糖値が上がる

↓

3 血糖値を下げるホルモン「インスリン」が分泌される

4 インスリンの働きで細胞が糖を取り込む

↓

5 取り込まれたブドウ糖が脂肪になって体に蓄積される

↓

6 太る！

と、こういう過程で肥満するのです。

そして、ため込んだブドウ糖をエネルギーに変える際には、ビタミンＢ１が大量に必要となります。ビタミンＢ１は豚肉やレバー類、赤身の魚などに多く含まれています。

つまり、糖質を代謝するために、豚肉をはじめとした肉類が役立つわけですが、こういった食べ物を「太るから」と避けているとどうなるでしょう？

当然、ビタミンＢ１やミネラル類の不足が悪化して糖をエネルギーに変えることができなくなり、体内に脂肪として蓄積される一方となります。

こうした**間違った栄養の知識を持ったままダイエットをすることで、エネルギー不足になって栄養失調に陥り、代謝を滞らせて脂肪が燃えない体になる……というケースが非常に多く見られます。**

「何度もリバウンドした人は、痩せにくくなる」といいますが、これは新型栄養失調が悪化したことで、肥満の悪循環に陥っているのです。

実際、肥満体の方の食生活を聞いてみると、「甘いものが大好きでやめられない」「お米に目がなくて、食事がおにぎりだけのことがよくある」というような、極端な糖質過多の食事をしている人が多いのです。逆に、「お肉が大好きで、甘いものもお米も食べません」という肥満の人を私は見たことがありません。

太っている方は「肉が好き」というイメージがありますが、肉ではなく「糖質が好き」が正解です。

12ページに新型栄養失調チェックを紹介したので、ぜひ確認の意味でも試してみてください。

そして、思い当たる項目があったら、ぜひともたんぱくリッチ食をスタートしてほしいのです。

たとえ今、子どもをつくる予定がないとしても、疲れや貧血、めまいや肥満、精神の不安定といった不調や問題がある場合には、新型栄養失調の可能性が高いといえます。そして、そのまま栄養失調を放置していると、子どもが欲しいと思ったときになかなかできない、といった人生の大きな問題に直面してしまいます。たとえ無事に妊娠できたとしても、栄養失調のまま出産すれば、心身共にふらふらになってしまい、育児が困難になることもあるでしょう。

子どもが欲しいときにいつでも妊娠ができる体に整えることとは、栄養を体に十分に満たして、心身共に健全な状態にする、ということです。妊娠できるということだけでなく、毎日を明るく元気に暮らすために、ぜひ始めてほしいと思います。

男性不妊も新型栄養失調が一因!?

不妊の原因の約半分は男性にある。

そんなことが、最近になってようやく知られてきました。そして男性不妊の原因についても、女性と同じことがいえます。つまり、過剰な糖質摂取とたんぱく質不足です。**精子もたんぱく質と脂質でできていますから、材料が足りなくなれば当然ながら精子は作られなくなるし、その機能も衰えます。**

実際、精液検査で精子の数や運動率が低いと判定された男性に食生活について聞いてみると、「甘いものに目がなくて」「白いご飯が何よりも好きで、いつも丼飯でお代わりしています」というタイプがほとんどです。ご飯やパン、麺などを過剰に食べている反面、肉や魚、卵や野菜が取れていない栄養の偏りが見受けられます。

栄養の改善で精子の数が7～10倍になることも

男性不妊の原因には、主に
「精子量が少ない」
「精子の運動率が低い」
「ＥＤ（勃起不全）」
の三つが挙げられます。

そして、この三つの背景に共通しているのは、前述の通り、食事の偏りです。

たんぱく質と脂質が足りないと、精子の量は減り、機能も落ちるということは先にお伝えした通りです。

ＥＤについては肥満者に多いことが広く知られていますが、それもまた、糖質の過剰摂取によって血糖値が上がり、脂肪がどんどん蓄積していった結果です。

糖質過剰摂取の行き着く果ては糖尿病ですが、男性が糖尿病に罹患するとＥＤのリスクが跳ね上がります。また、精子もできない、または少ない状態になるため、妊娠を希望する場合には、人工授精やＡＲＴ（生殖補助医療技術、体外受精など）が必要となることがあります。

栄養が足りないなら必要なだけ補えば治るはず——理屈はこれに尽きますが、そう簡単にいくのだろうかと疑問を持つ方も多いと思います。

しかし、当院では高たんぱく質＋糖質制限によって、男性不妊が目覚ましく改善された例が多々あります。しかも、多くのケースで、女性よりも男性の方が改善スピードは早い、という特徴があります。

精子は２カ月程で入れ替わるといわれており、栄養の改善効果が早く表れるという印象があります。

実際に、当院で糖質制限による不妊治療をした結果、男性の精液にどんな変化があったかについて、ご紹介しましょう。

一番上の日付が初診時の検査値です。その後、たんぱくリッチ食をスタートして、来院の都度、検査しました。

それぞれの男性の、次の3項目の変化を見てください。

「精子数」は1mlの精液の中にいる精子の数（正常値は1500万以上）、

「運動率」は全ての精子のうち元気に活動している精子のパーセンテージ（正常値は60％以上）、

「SMI（精子自動性指数）」は、運動している精子の数にスピードを考慮して算出した指数で、精子受精能力の判定に使われている指標です（良好値は160以上）

SMIが30以下では、自然妊娠することはほとんどないといわれています。

いずれも受精能力を測るもので、この3人の男性は全員、初診時は男性不妊と診断せざるを得ない数値を示していました。そういう男性の食の好みを聞いてみると、みな同じように、甘いものやご飯やラーメンといったものが大好きで、食習慣が見事に糖質過多になっていることがほとんどです。

そこで、男性たちにもたんぱく質が精子の材料だということをしっかり説明して、

栄養療法を行った男性たちの精液の変化

① 35歳男性の場合

精　液　所　見

初診時

食事改善後

月日	精子数	運動率	量	SMI		正常	直進	白血球	採取時間	備考
	($\times10^6$/ml)	(%)	(ml)	前	後	(%)	(%)	($\times10^6$/ml)	～検査時間	
2017 1/31	12.4	11.3	1	0		—	0		5:30 ～8:46	
4/14	13.0	12.3		8		15.9	2.3		6:00 ～8:33	AIH後
6/12	41.0	12.0		26		17.1	3.2		5:40 ～8:34	AIH後 結果次回
8/7	4.8	33.3		0		—	0.0		5:30 ～8:50	AIH後
9/5	10	40	1.5	71	90			～1	10:30 ～11:04	①ICSI →IVF
11/14	15	35	3.0	153	346			～1	10:20 ～10:50	②IVF

② 38歳男性の場合

精　液　所　見

初診時

食事改善後

月日	精子数	運動率	量	SMI		正常	直進	白血球	採取時間	備考
	($\times10^6$/ml)	(%)	(ml)	前	後	(%)	(%)	($\times10^6$/ml)	～検査時間	
2019 2/2	13.6	2.9	1～2	0		—	0.0		8:48 ～9:38	
2/26	54.1	4.8		16		15.2	1.7		5:40 ～8:40	結果次回 AIH後
4/9	57.2	31.5		74		22.6	9.3		6:30 ～8:54	AIH後
6/15	59.8	38.2		98		31.0	13.6		8:20 ～9:13	AIH後

③ 28歳男性の場合

精　液　所　見

初診時

食事改善後

月日	精子数	運動率	量	SMI		正常	直進	白血球	採取時間	備考
	($\times10^6$/ml)	(%)	(ml)	前	後	(%)	(%)	($\times10^6$/ml)	～検査時間	
2015 8/18	8.2	51.2		22		22.1	13.4		15:30 ～16:10	AIH後
9/12	9.4	72.3		35		37.8	13.8		11:15 ～12:06	AIH後
'16 1/9	91.0	44.2		231		31.0	27.9		[illegible] ～12:27	AIH後
2/9	92.1	45.3		236		32.4	28.0		11:35 ～12:05	AIH後

「高たんぱく質＋糖質制限」食にする必要性を理解してもらい、実践してもらいました。

結果、グラフのように糖質制限食をスタートしてからすぐに、多くの方が全項目を大きく上昇させていることが分かります。この結果には驚きました。今までは、精液の質が改善するという方法があるとは考えられなかったからです。

もともと精液はその日の体調によって変動しやすいのですが、それにしても食生活改善以前とは比べ物にならないほど、受精能力が増加していることは明らかです。

このことからも、元気な精子をつくる材料は糖質ではなく、たんぱく質と脂質であることが、はっきりと示されました。

次頁のグラフは、当院による食事指導で精子の質を改善した男性の結果をまとめたものです。

「高たんぱく質＋糖質制限」食で精子の質が改善

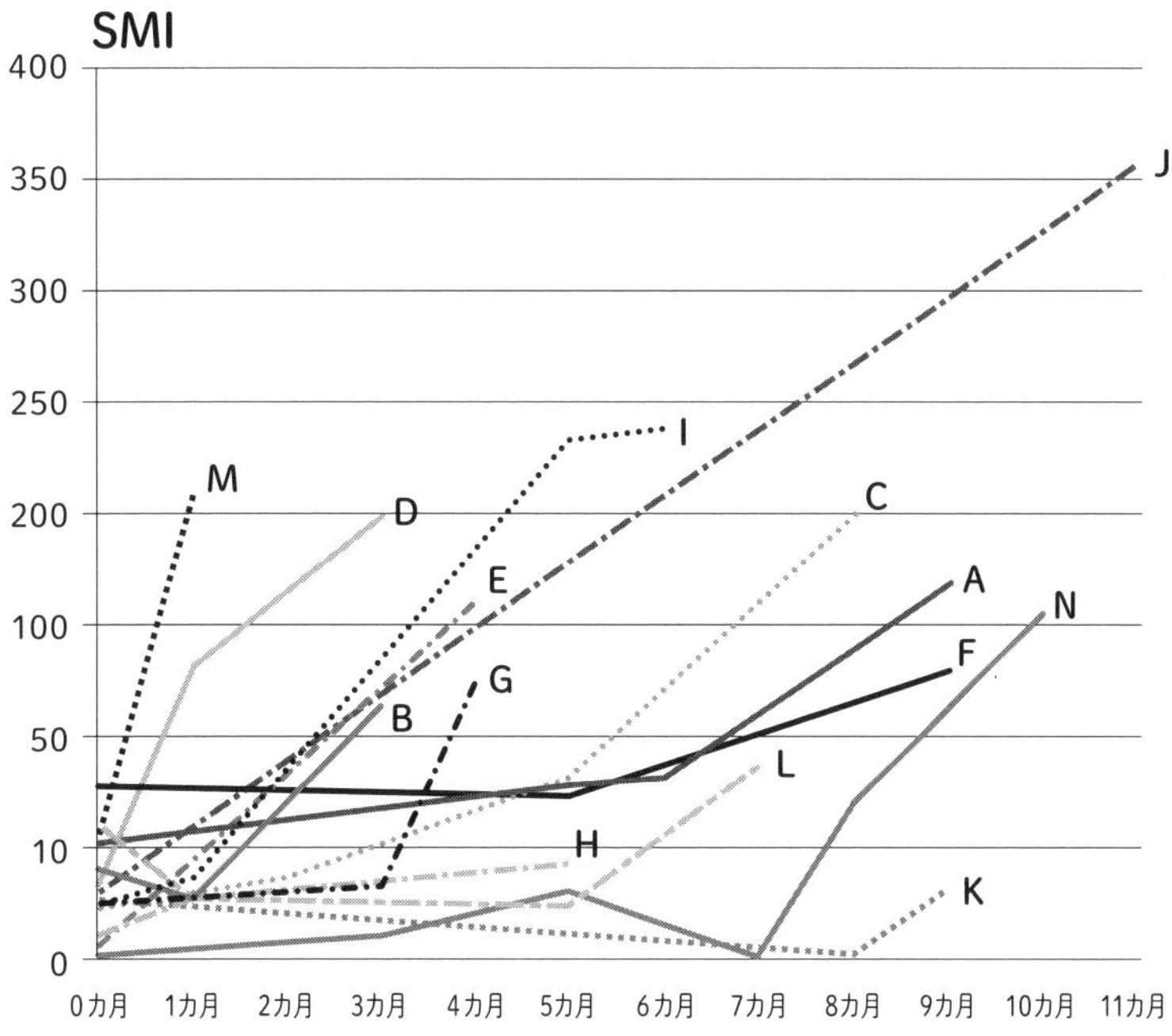

（宗田マタニティクリニック調べ）

食事指導を受けた精子の数が少ない「乏精子症（ぼうせいししょう）」の男性のSMI（精子自動性指数）の変化。食事を変えたケースではSMI値が上昇、受精能力が向上したことが分かる。

低用量ピルが妊娠準備に役立つわけ

次に、低用量ピルが女性の妊娠をサポートすることについてお伝えしていきます。私は妊娠準備として、低用量ピルを使用して栄養状態を改善することをお勧めしています。なぜなら、女性のほとんどが該当する鉄不足の原因の一つに、生理による貧血があるからです。

生理の総出血量は個人差もありますが、だいたい50～120ml。多い人はこれ以上で貧血になります。10歳ごろから52歳ごろまで、40年以上にわたって、この量の出血が続きます。中には重症貧血になる方もいます。

そのため、生理の出血が多い人やフェリチン（貯蔵鉄）値が著しく低い人には、低用量ピルの服用をお勧めしているのです。

実は、日本は先進国で世界一低用量ピルが普及していない国です。その普及率はわずか1～3％程度。対して、ドイツの普及率は60％、オランダでは49％、フランスでは41％と、世界に目を向けてみると、先進国の２人に１人の女性が飲んでいます。

ノルウェーではたばこは20本で約１５００円と高額な反面、ピルは16歳から19歳の女性には無料にするという、健康対策としてはとても賢明な施策をしています。また、イギリスやスウェーデンでは、全ての女性が無料です。

避妊の目的で考えてみますと、日本では70％の方がコンドームで避妊をしていますが、コンドーム使用で性交をした場合、１００人の女性が1年間に妊娠する率は18％あるというデータもあるくらい、失敗率が高いということはあまり知られていない事実です。性病予防ならともかく、コンドームは避妊には向きません。妊娠中絶のために来院する方の多くが、コンドームを使っているという悲しい結果があります。世界に目を向けても、避妊目的でコンドームを使用する国は、日本と中国ぐらいで、他国では使われていません。

その点、ピルはきちんと飲んでいれば、ほぼ１００％の避妊効果があります。

また、コンドームの使用を快く思わない男性も少なくありません。夫婦間での性交渉ならば感染症の心配もさほどありませんから、低用量ピルでの避妊がより良いのではないでしょうか。

ピルで生理を軽くする

避妊以外にも、ピルは生理のつらい症状を軽くするために、非常に有効です。実は、ピルを飲んでいる女性の主な理由は、「生理を軽くする」ためです。

まず、低用量ピルを飲むと経血の量が圧倒的に減り、生理痛やＰＭＳ（月経前症候群）の症状が改善されるため、痛み止めは不要になります。

貧血の女性に鉄剤を処方する医師は多いのですが、鉄剤だけでは貧血は解決しません。**生理による出血を減らしながら鉄剤を飲むことが、大切な治療法です。これで根本的に鉄不足が解決します。**

私のクリニックは、低用量ピルを処方している女性たちから「３日もしないで生理が終わるので楽でいい」「ＰＭＳが劇的に軽くなった」「生理痛と無縁になった」という喜びの声が聞かれます。女性のＱＯＬ（クオリティ・オブ・ライフ）を上げる効果が非常に高いといえるでしょう。

ピルで妊娠しやすくなる⁉

あまり知られていませんが、**低用量ピルを飲み続けた後、服用を中止したときこそ、一番妊娠しやすい状態になります。**よく「ピルを飲むと妊娠しにくい体になるのでは……」と心配する女性がいますが、実はその逆です。

毎月の排卵が抑えられていると、卵巣は排卵したくて、うずうずしていますから、服用をやめると今まで生理不順だった方も排卵するようになるケースが多くあります。ピルを中止した直後は、しっかり休んで元気いっぱいの卵巣が、良い排卵を起こしてくれるのです。

また、**不妊の原因の一つである貧血を改善するという面でも、低用量ピルは妊娠をサポートします。**たとえヘモグロビン値が十分であっても、フェリチン（貯蔵鉄）値が足りていない女性は非常に多いといえます。

アメリカでは、妊娠するには50ng／ml必要だとされているフェリチン値ですが、日本人女性の多くが50ng／mlどころか30ng／mlもない人がほとんどで、15ng／ml以下の人も22％にのぼります。

ところが、鉄剤で鉄を補っても、過多月経があるとせっかく造血したのに流れ出てしまったり、造血されることから生理時の出血が増えてしまうことがあります。

フェリチン値を上げる、つまり貯蔵鉄をしっかりと蓄えるために、ピルで月経をコントロールし、出血を抑えることが有効なのです。

もちろん、低用量ピルは妊娠の時期もコントロールしやすくなります。

多くの医療機関では、ヘモグロビンが10g／dlを切らないと鉄剤を処方しませんが、本来ならフェリチンも測るべきだと私は考えています。

低用量ピルの普及率が世界トップクラスとされているフランス女性が、先進国で最も出生率が高いのは、こういう効果かもしれませんし、女性に妊娠の決定権があるのも素敵です。

低用量ピルの普及を妨げているのは、血栓症のリスクがあるなどという過大な副作用情報ですが、実は、血栓症になるリスクは妊娠の方が50倍も多いのです。

ですから、望まない妊娠を防ぎ、中絶手術を避けることは、大変メリットがあります。血栓症の要因には、喫煙、高血圧、重度の肥満などがあり、普通の健康体の女性が低用量ピルを用いる際には、ほぼ心配ありません。

また、生理痛の緩和に使う鎮痛剤の連用には、かえって大きなリスクがあります。ドイツは日本以上に投薬を嫌う国ですが、それでも低用量ピルの普及率は世界でもトップクラスです。

当院では、24時間の相談対応をしながら、毎月1000人以上の方に処方しています。

避妊・貧血改善に役立つミレーナ

毎日、低用量ピルを飲むことが負担になったり、薬の服用に抵抗があったりする方もいるでしょう。そういう方には、当院では「ミレーナ」というＩＵＤ（避妊リング）を勧めています。

ミレーナは、子宮内に黄体ホルモンを持続的に放出するリングで、低用量ピルと子宮内避妊用具（ＩＵＤ）を合わせた効果を持ち、世界約１３０カ国で、延べ４千万人近い女性が使用しています。

避妊効果は5年間あり、子宮内膜を薄くするため、生理痛と生理時の出血量を減らしてくれます。

以前は非常に高価でしたが、２０１４年から月経過多の場合に保険が適用されるようになり、患者負担が1万円程度になりました。避妊で用いる際には約4万円です。

毎日飲む必要がない、血栓症の副作用リスクがない、低用量ピルよりもコストパフォーマンスが良いというメリットがあり、産後1カ月後の検診でミレーナを入れたいと希望する女性も少なくありません。

デメリットとしては、自然に取れてしまうケースが約1・5％あること、子宮内腔に異常があったり、子宮口が特に狭い方は装着できないことがあるといった点が挙げられます。

低用量ピル＆ミレーナのメリット

- 卵巣を休めるので中止後、良い排卵が起きやすくなる
- 生理時の出血を減らす
- 生理痛を軽減させる
- 生理不順がなくなり、生理のタイミングをコントロールできる
- PMSなど生理で起こる精神的な不調がなくなる
- 出血が減ることから鉄不足を解消し、鉄不足で起こる不調がなくなる

↓

妊娠しやすい体がつくれる

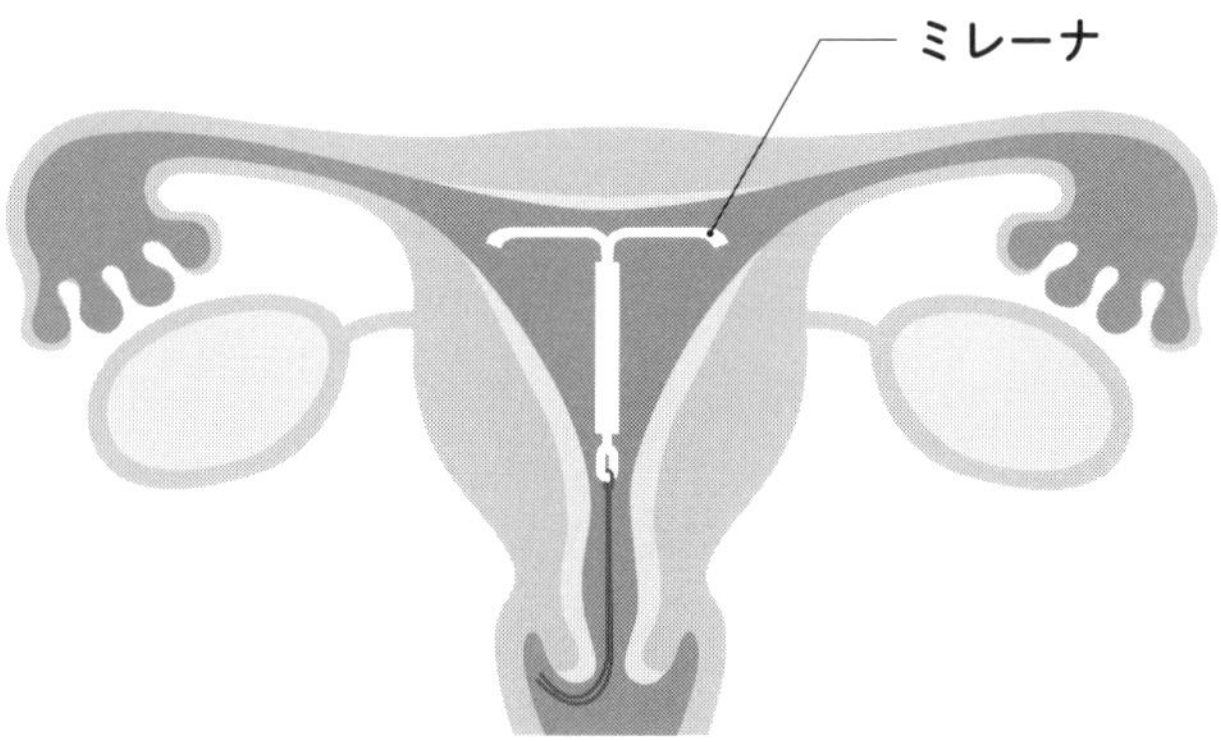

子宮内に医師が挿入するタイプの避妊具「ミレーナ」。
過多月経や月経困難症を軽くする効果も。

宗田マタニティクリニックの不妊治療について

当院は開院して27年になりますが、開院当初から、不妊と出産の両方をサポートするクリニックを目指してきました。27年前には、体外受精を行う施設は全国にもほとんどなかったため、千葉県内においては最も早い時期に体外受精を始めました。

今や、日本一の不妊治療専門クリニックになった加藤レディスクリニックが新宿に開院したばかりのころでした。ラッキーなことに、まだ時間的にも余裕があった加藤修先生（故人）に、体外受精の技術をいろいろと指導していただくことができました。加藤先生からは「不妊治療と出産の両方を目指すのは欲張り」とその当時言われたのですが、その通り、不妊治療に特化した加藤先生には、先見の明がありました。その後、不妊治療の分野で、加藤先生は大きな業績を残していったからです。

私が不妊治療と出産の両方をやりたいと思ったのは、妊娠から出産まで、責任を持ちたかったからです。次第に出産が増え、今ではお産の方に重きを置かざるを得ない状況になりましたが、初期から不妊治療も目指したこだわりは、今も変わりありません。そして、自然分娩、夫と子どもの立ち会い出産にも、こだわり続けてよかったと思っています。

私のクリニックの不妊治療については、基本的には他のクリニックと同じで、まずは男性に原因があるのか、女性に原因があるのか、原因が不明なのかを検査し、原因がはっきりしたものについては、それぞれに治療を行います。

できるだけコストをかけないで、早く妊娠してもらうことを心掛けています。

今や不妊治療専門の施設もたくさんできていますから、難航する方の場合は、そういう施設に紹介もしています。

そして先にお伝えしてきた通り、高たんぱく質＋糖質制限を核とした栄養療法を不妊治療に併用することで、当院は非常に良い結果を生んできました。

当院では、初診のときの体形や顔色など、患者さんの様子や問診の結果から、明らかに食事に問題がありそうだという場合は、すぐに栄養指導に入ります。

このとき、たんぱく質と鉄・ビタミンの重要性を説明してたんぱくリッチ食を進めます。

不妊治療にこうした栄養指導を併用することで、卵子や精子の質の改善につながり、妊娠に成功するケースが増えてきました。

とかく薬剤に頼った治療に走りがちな不妊治療ですが、精子が極めて少ない人でも改善（120ページ参照）することから、この栄養療法の効果については確信を持っています。

これまで結果が出なかった人も、諦めずに希望を持って、栄養療法にチャレンジしてみてほしいと思います。

不妊治療Q&A

不妊治療にまつわるよく受ける質問を
まとめたので、参考にしてください。

Q1 排卵日に合わせてセックスをするようになってから１年たちますが、妊娠しません。母と義母の期待が煩わしく、最近は妊活がおっくうになってきました。周囲のプレッシャーは悪影響になりますか？
　まだ受診はしていないのですが、やはり本格的な不妊治療を考えた方がいいのでしょうか？

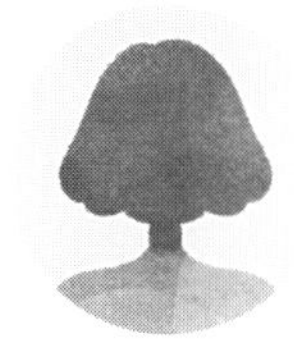

28歳・女性
結婚１年目

A まだお若いので、一度排卵日に合わせたセックスはお休みにして、夫婦の時間を楽しめるような雰囲気づくりを優先してはいかがでしょうか。時期を気にせず、セックスをたくさんした方が、赤ちゃんはできやすいものです。

　同時に、ご夫婦で「高たんぱく質＋糖質制限」食に切り替え、鉄剤や葉酸を含むビタミンB群サプリを服用しましょう。この生活をしながら、受診を検討してください。

　生理時の出血量が多い、PMSや生理痛の症状が重い場合は、いったん２〜３カ月低用量ピルを導入してもいいかもしれませんね。

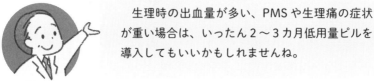

Q2 ここ最近、肝心の性欲があまりありません。というか、全くしたいと思いません。一度診断してもらった方がいいのでしょうか？

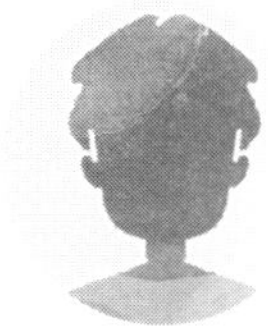

37歳・男性
結婚３年目

A 性欲が湧かないということは、何かしらの原因が潜んでいます。肥満、うつ、過労、ストレス、性欲が減退する副作用のある薬を服用している……何か心当たりはありませんか？

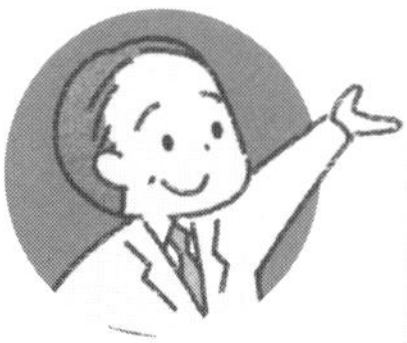

肥満、うつには、糖質制限が効果的です。同時に、たんぱく質量を増やしていくと、男性ホルモンであるテストステロンの分泌量も自然と増えていくでしょう。そうすれば、性欲も復活してくると思います。

過労やストレスは、まずはしっかりと休むことが先決ですが、ビタミンＢ群が消耗していることも考えられます。ビタミンＢ群のサプリメントを服用してみましょう。

また男性にも鉄、亜鉛などの補給も効果的です。

Q3 不妊治療や妊活って、何をするのでしょうか？　日常生活を変えるだけじゃ、駄目なのでしょうか？

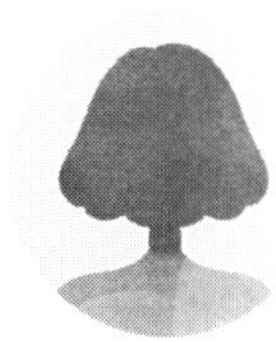

34歳・女性
結婚４年目

A まず、不妊症の定義について説明します。日本産科婦人科学会では「生殖年齢の男女が妊娠を希望し、ある一定期間避妊することなく通常の性交を継続的に行っているにもかかわらず、妊娠の成立をみない場合」としています。この一定期間というのは、一般的には１年間です。あなたの場合、自然な夫婦生活を送って４年間妊娠していませんので、一度、検査をすることをお勧めします。

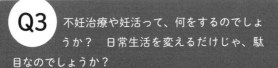

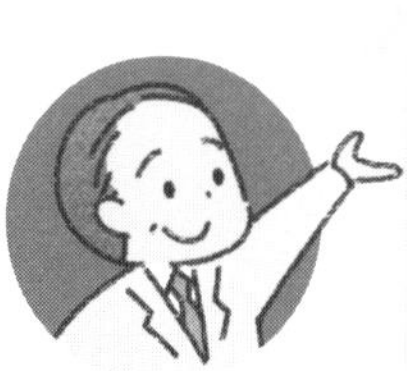

Q4 なかなか授からないので、検査をしたところ、妻にはこれといった不妊の原因は見当たりませんでした。私の方に問題があり、精液検査で「精子数1000万/ml、運動率21%、精子正常形態率５%」という低い数値が出ました。これだと妊娠は難しいでしょうか？

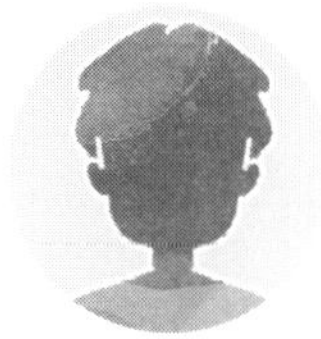

38歳・男性
結婚３年目

A 高血圧や糖尿病など内科的な疾患はありませんか？　健康体であれば、まずは精子の質を下げる生活を送っていないか、原因をチェックしましょう。

- 不健康な生活習慣（睡眠不足、運動不足、食生活の乱れ）
- 加齢（精子も老化します）
- 活性酸素が発生しやすい生活をしている（ストレスやハードな運動）
- 喫煙習慣
- 高熱の環境に長時間いる（高温の室内での作業がある仕事に就いている、サウナを利用する習慣があるなど）
- 生活習慣病（糖尿病、高血圧、肥満）
- 甘いもの、白米が好き

などが挙げられます。おそらく一つ、二つ当てはまるはずです。

精子の質を改善するためには、たんぱくリッチ食を始めて、できるだけ糖質を控え、ビタミン・ミネラルを多く取る食生活に変えましょう。

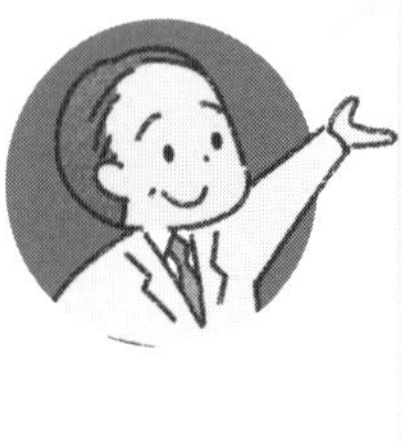

第1章のまとめ

「生理が正常」は、女性の健康のバロメーター

❶
まず生理を整えよう
生理不順、月経困難症、過多月経

↓

低用量ピルを使って管理(※出産後はミレーナもお勧め)

❷
低たんぱく質、貧血を改善しよう

↓

経血量が多い場合は低用量ピルを使用したうえで、
鉄剤や鉄サプリを飲みましょう。
ビタミンB群(葉酸含む)をとると
たんぱく質が取りやすくなります。

❸
妊娠を目指すとき

男性・女性共に「高たんぱく質+糖質制限」食で準備
女性は低用量ピルの服用を中止して妊娠を目指す

第2章

妊娠期の食生活

妊婦への食事指導の問題点

本章では、妊婦さんとおなかの中の赤ちゃんにとっての最適な栄養について、お伝えしていきましょう。

まず、多くの妊婦さんが、栄養について参考にすることが多いのが「母子健康手帳」です。母子健康手帳には「妊娠中と産後の食事」という項目があり、赤ちゃんを育てていく上で、どのような食生活をすればよいかが書かれています。

そこにはどういった指導内容が掲載されているか、まずは見てみましょう。

> 新しい生命と母体に良い栄養を
> お母さんの健康と赤ちゃんの健やかな発育のために、食事はとても大切で

す。1日3食取ること、特定の料理や食品に偏らないバランスの取れた食事を取ることが基本です。特に妊娠中期から授乳期は、普段より副菜、主菜、果物などを多く取るなどして、必要なエネルギーや栄養素をしっかり取りましょう。

（「母子健康手帳」より抜粋）

ここまで読み進めていただいた方は気が付いたことかと思いますが、この指導内容には幾つかの問題点があります。

国の指針である「バランスの取れた食事」（次ページの図参照）は、炭水化物（糖質）6割、たんぱく質2割、脂質2割、という構成になっています。そして、副菜（野菜類）や果物の中には、糖質を多く含むものが多数あります。

つまり、このポイントを忠実に守っていると、献立が糖質過多になり、人体を主に構成しているたんぱく質と脂質が不足しがちになってしまいます。

左図のガイドでは、たんぱく源である肉や卵は３番目で優先順位が低いのが問題点。妊娠後期でも1日量が５〜7つに留まっている（「1つ」とは食事量の目安）。「７つ」の食事量は、例えば目玉焼き1個（たんぱく質量6g）、ハンバーグ100ｇ（たんぱく質量15ｇ）、生姜焼100ｇ（たんぱく質量15g）となり、たんぱく質の総量は36g程度。本書で推奨する1日に取るべきたんぱく質量の65ｇには到底届かない。しかもこのガイドの通り「おにぎり8個」を優先したら、この量のおかずさえ食べられなくなる。たんぱくリッチ食の考え方では、主菜を2倍以上、主食を半分以下にすることが必須。妊娠後期には胃が圧迫されて小食になりがちなので、より必要な栄養を優先すべき。

非妊娠時	1日分付加量 妊娠初期	妊娠中期	妊娠末期 授乳期	料理例
5〜7つ	−	−	+1	1つ分 = ご飯（小盛り1杯）= おにぎり1個 = 食パン1枚 1.5つ分 = ご飯（中盛り1杯） 2つ分 = うどん1杯 = もりそば1杯 末期6〜8つ = ご飯6〜8杯！
5〜6つ	−	+1	+1	1つ分 = 野菜サラダ = 具だくさんみそ汁 = ほうれん草のお浸し = きのこソテー 2つ分 = 野菜の煮物 = 野菜炒め
3〜5つ	−	+1	+1	1つ分 = 冷奴 = 納豆 = 目玉焼き 2つ分 = 焼き魚 = 魚の天ぷら 3つ分 = ハンバーグ = 豚肉のしょうが焼き
2つ	−	−	+1	1つ分 = 牛乳コップ半分 = チーズ1かけ = ヨーグルト1カップ 2つ分 = 牛乳瓶1本分
2つ	−	+1	+1	1つ分 = みかん1個 = りんご半分 = ぶどう半房

バランスが
悪い

国が推奨する妊産婦のための「食事バランスガイド」

（厚生労働省・農林水産省）

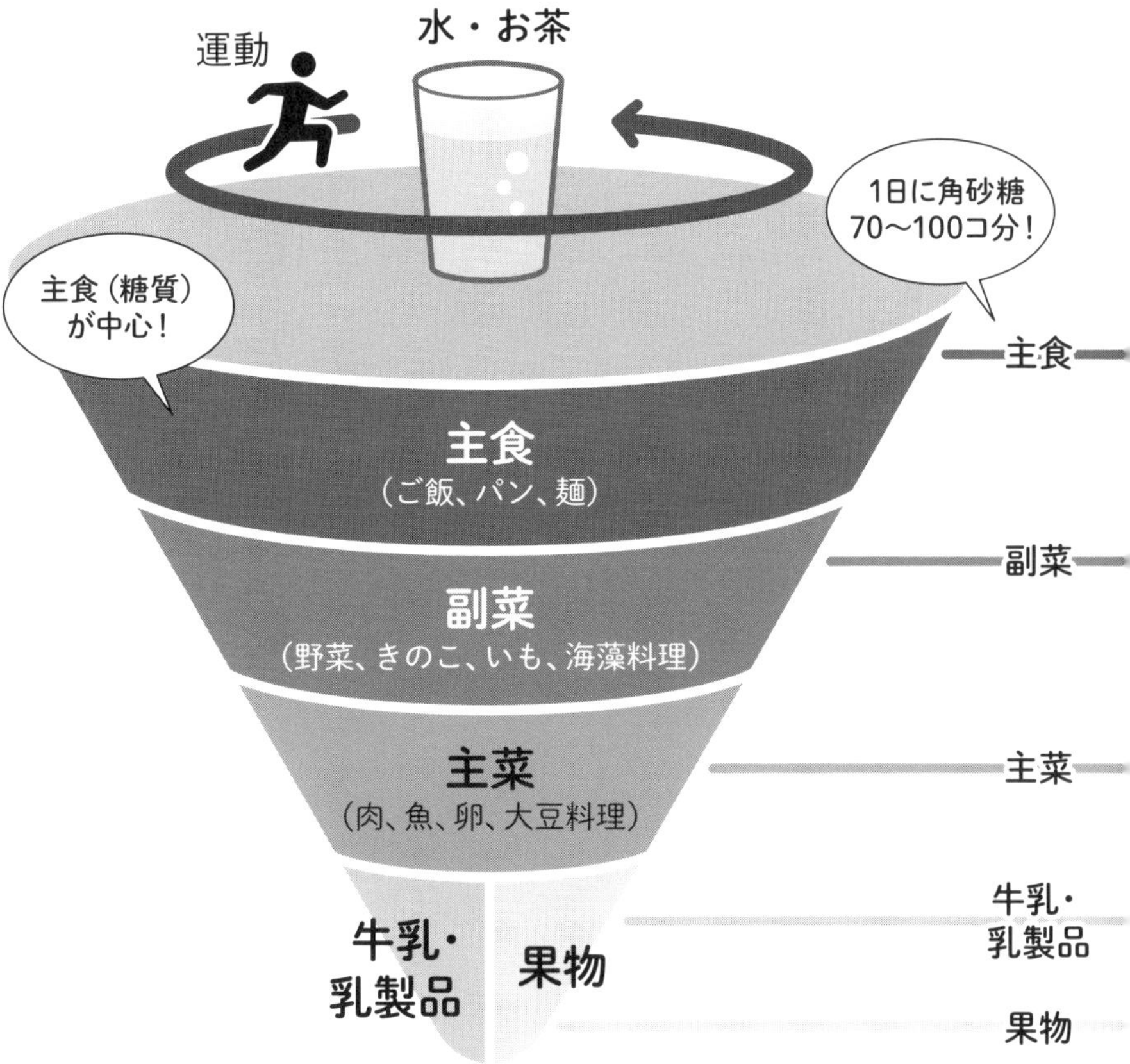

「バランスの取れた食事」の糖質量は角砂糖100個分!?

厚生労働省の「推定エネルギー必要量」では、妊娠末期には最大で2750kcalを取ることを勧めています。**主食でいうと、ご飯6〜8杯（おにぎり6〜8個）食べることになり、これは1個糖質3gの角砂糖でいうと70〜100個分相当になります。**

白米は、栄養と人体で起こる代謝からいえば、砂糖と同じです。糖質以外の栄養価が低く、血糖値を急激に上昇させます。つまり、ご飯8杯食べることは、毎日角砂糖100個食べるのと、体に起こることはあまり変わりありません。

さらに悪いことに、これだけの量のご飯をせっせと食べると、他のおかずを食べるおなかの余裕がなくなるので、大切なたんぱく質や脂質が取れなくなってしまいます。妊娠糖尿病の章でも述べますが、糖質を処理しにくい体になる妊娠期に、この大量の糖質を摂取せよという国の指導内容は、適切とはいい難いものです。

カロリーで指導、管理する無意味さ

序章の「栄養神話」で取り上げたように、カロリーは熱量の単位であり、食べるものの大切な役割を考えていない、大ざっぱな概念です。

ところが、産婦人科医はもちろん、管理栄養士も保健師も、カロリーに基づいて体重や血糖管理の指導を行います。そのため、妊婦さんと胎児に本当に必要な栄養とは何か、という視点がずれてしまうのです。

厚生労働省が定めている、非妊時の女性の食事摂取基準の推定エネルギー必要量は2000kcal。妊娠中期にはさらに+250kcal、後期には+450kcalという大枠を定め、その中に従来の「バランスの取れた食事」（146〜147ページ参照）の目安である炭水化物6割、たんぱく質2割、脂質2割で〝妊婦に必要な総カロリー〟の内容を決めています。

それに基づき、一般的な管理栄養士は、カロリーという単位に合わせて妊婦さんたちに栄養指導を行います。

そのために何が起こるのかは、当院に寄せられた、次のような実際の妊婦さんの体験談から分かります。

「母親学級で、栄養士さんからおなかがすいたらカップ麺でもいいから食べてと指導された」

「食欲がないと言ったら『1日3食じゃなくて4食、5食に分けて食べてください。小さめのロールパンやクッキーが食べやすくていいですよ』と指導を受けた」

「体重が増え過ぎたとき『脂肪分の多いものは避けてカロリーを抑えて』と言われたので肉は食べないようにした。でも体重オーバーのままで変わりなかった」

このように、**高カロリーの脂質を制限するようになるため、できるだけ低カロリーのものでおなかを満たす傾向が強くなります。その結果、高カロリーな肉類が減り、低カロリーな糖質の比重が大きくなってしまい、逆に体重を増やすことになります。**

過剰な糖質は「肥満ホルモン」と呼ばれるインスリンの分泌を促し、脂肪を体にため込もうとするのです。

今までの栄養学（胎児の栄養はブドウ糖である）は正しいのか？

おなかがすくたびにおにぎりやクッキーを食べ、太らないように肉を避ける——カロリーを指針にして「炭水化物（糖質）6割」の食事をしようとすると、このようにどうしても糖質過多になります。**妊娠期に非常に大切なことは、胎児にとって何が必要な栄養なのか？　ということです。**カロリーにとらわれて、栄養の内容がおろそかになるのはナンセンスというもの。どんな栄養を、どのように取るか、という考えが最優先されるべきだと、私は強く皆さんにお伝えしたいのです。

多くの医師が妊娠糖尿病治療の参考にしている『「妊娠と糖尿病」母児管理のエッセンス』（金芳堂）という書籍では、「胎児の主な栄養はブドウ糖」「母体は十分に糖質を摂取すべし」と言い切っています。こちらから、少し難しい言葉はありますが内容をみてみましょう。

1）「妊娠時の胎児の栄養は、母体の胎盤を通してブドウ糖、アミノ酸、遊離脂肪酸が供給される。胎児のエネルギー源は主にブドウ糖であり、母体はブドウ糖の供給が不足すると脂肪を分解してエネルギー源とする。特に妊娠後期になると胎児が大きくなり、母体は相対的エネルギー不足から自らの脂肪を分解するためケトーシスに傾きやすい。このため母体は糖質を中心とした十分な栄養を摂取する必要がある。

同時に母体の高血糖状態は胎児に過剰な栄養を与え、胎児の高インスリン血症（筆者注：インスリン分泌量が高くなること）から児の巨大化につながる。出生時の体重が4000gを超える巨大児は分娩時に通過障害をきたして肩甲難産などの問題を引き起こす原因となる。

つまり、妊娠の際には摂取糖質量の不足に伴う母体のケトーシス（筆者注：ケトン体が高くなること）を防ぐことと、厳格な血糖管理を行うことの2点が肝要である。」（同書159ページより抜粋）

２）「妊娠期間中には（中略）インスリン抵抗性（筆者注：インスリンが効かなくなる）が増大すると言われている。（中略）通常の正常妊婦ではこのインスリン抵抗性に打ち克つだけのインスリンを分泌することによって（中略）（著者注：血糖上昇を抑えているが、妊娠糖尿病の妊婦の場合はこれができないので）外因性（筆者注：注射による）インスリンを厳密に調整する必要がある」（同書１５９〜１６０ページより抜粋）

ここまで読み進めてこられた方はすでにお気付きだと思いますが、この文章の中には大きな間違いがあります。これに対する、私の見解は次のようなものです。

①胎児のエネルギー源はブドウ糖→ブドウ糖が不足→脂肪分解→ケトーシス→危険

➜間違った見識

②糖質はたくさん取ってはいけない：母体の高血糖→胎児の過剰な栄養→胎児の高

インスリン血症↓胎児の巨大化↓難産

➜ある意味正しい

③妊娠でインスリン抵抗性が増大：正常妊婦もインスリン大量分泌↓妊娠糖尿病ではインスリンが効かない↓インスリン注射

➜間違った治療

この理屈でいけば、糖質をたくさん取るべきなのか、糖質をたくさん取ってはいけないのか分からなくなります。この理論が混迷しているのは、**「胎児はブドウ糖で生きている」「ケトン体は悪いもの」**という二つの間違いが原因です。

なぜ妊娠すると、インスリンが効かなくなり血糖をコントロールできなくなるのでしょうか？

なぜ、妊娠後期には、妊婦さんのコレステロール値が1・5倍以上に上昇して、脂質代謝が中心になるのでしょうか？

それは、**胎児にはブドウ糖を中心にする必要がないこと、胎児は脂質を利用した代謝になっていることを示しているのです。**

その証拠は、私たちが発見した、臍帯血にはケトン体が多く含まれており、胎児・新生児がケトン体の中で生きているという事実です。この全てから、脂質の代謝物であるケトン体が高値で現れていました。胎児はブドウ糖をメインにしていないということが分かると、全ての矛盾は解決します。

妊婦にも胎児にも、糖質は脂質ほど必要ではないのにそれを与えてしまうことで、インスリンが多量に分泌されても血糖コントロールができなくなってしまいます。ですから、ケトン体が悪いものではないと考えれば、脂質代謝は効率的な回路となり、日常的に利用すべきエネルギー源となっていくわけです。

小さく産んで大きく育ててはいけない？

さらに、現代の妊婦さんへの指導の間違いについて、述べていきましょう。

次に取り上げたいのは、産婦人科医の間でも、一般的な社会通念としてもよく聞かれる「小さく産んで大きく育てるのが理想的」という考え方です。

２０１６年２月、日本産婦人科医会は記者懇談会で「小さく産んで大きく育てようとしないでください」という発表をしています。これは、日本で生まれる赤ちゃんが世界でもトップの割合で、小さく産まれる割合が高いということを危惧したものです。

なぜ「小さく産まれてはいけないのか」ということについて、同会は「胎児期の栄養状態が生涯にわたって影響する」という「ＤＯＨａＤ（ドーハッド）学説」で紹介しました。

この学説の基盤は、１９８６年、イギリスのデビッド・バーカー教授らのグループが提唱する「胎児の発育不全があったり、低出生体重児で生まれたりした子どもは、将来的に成人病（生活習慣病）になる可能性が何倍にもなる」という成人病胎児起源説です。これが、世界中で認められたことから始まりました。

その背景には、第二次世界大戦末期にナチスドイツによる出入港禁止措置のためにオランダの一部では飢餓状態が続き、そのときの妊婦から出生した子どもは低出生体重児が多かったということがあります。その子どもたちが成人したときに、肥満、高血圧、虚血性心疾患、糖尿病、乳がん、（近年の報告では）統合失調症などの精神障害の発症が有意に多かったことが明らかになりました。飢餓が妊娠初期にあった場合には虚血性心疾患、妊娠後期の場合は２型糖尿病が多かったことも分かっています。

この仮説だけでは、子宮内胎児発育不全とならなかった児の生活習慣病や世代継承といった点に対する説明などが困難だったため、その後、「受精～胎児期～早期新生児期に過量または過少な栄養（・環境）状態に暴露された場合は、生活習慣病の素因が形成され、さらに出生後にマイナスの生活習慣（栄養・

環境）に暴露された場合、前者の素因と後者の環境の相互作用によって疾病が発症する」

「出生後の環境が子宮内環境と類似したものであれば健康に影響しないが、発達が終了した後に発達期とは異なる環境下におかれると、発達期に得た適応では対応することが困難になり、その結果としてさまざまな疾病を発症することになる」

　というＤＯＨａＤ学説へと進化しました。

　このＤＯＨａＤ学説は、簡単に言えば「小さく生まれた子は将来生活習慣病になる」と言っていますが、母親がその後、どのような栄養を小さく生まれた子に与えたのか？　という問題が考慮されていません。でありながら、生活習慣病の合併症のない妊婦さんに対して「小さく産んで大きく育てることは推奨できない」ということには、私はちょっと待ってと言いたいのです。

　なぜなら、**生まれた体重にかかわらず、必須栄養素に満ちた食事を中心にすれば生活習慣病を防ぐことはできると、私は考えているからです。**

小さく生まれる原因は糖質制限ではない

先の発表の際、日本産婦人科医会は「糖質制限は胎児の成長が遅れて小さく生まれる」という主張も展開しました。その根拠として次のような動物実験を示しています。

トロント大学のダフナ・サスマン教授らが妊娠中のマウスへ一般食（脂質５％、炭水化物76・１％、たんぱく質18・９％）と糖質制限（ケトン体）食（脂質67・４％、炭水化物０・５％、たんぱく質15・３％）を与えたところ、糖質制限食のマウスは一般食と比較して子どもの体格は小さく、心臓は初期には大きくて後期は小さくなり、脳や神経は形態が変わって初期は小さく、後期は大きくなったというものでした。

つまり、糖質制限によって胎児の発育が悪くなったり、胎児が異常を起こしたりすると指摘する内容だったのです。

しかし、私はこの結果については大いに疑問があります。なぜなら、人間とマウスはその食性も代謝も全く異なるからです。マウスに脂質67・4％、炭水化物0・5％という本来の食性ではない、動物虐待ともいえるほど差のある食べ物を与えて実験しているのです。これでは、一般食と比較しても正確な結果は望めないでしょう。

人間の妊産婦さんとは全く違う条件の動物の実験結果を根拠にして妊婦の栄養を語っても、人間の栄養学に対しては無意味ではないかと私は考えます。

それに対して、当院で「高たんぱく質＋糖質制限」食を実践した妊婦さんたちは、皆自身も健康なまま、発育の良い赤ちゃんを問題なく出産しています。その後の赤ちゃんたちの発育・発達も、普通よりもずっといいくらいです。

たんぱリッチ食は、胎児の発育を悪くすることも、胎児に異常を起こすこともありません。その証拠に、次のグラフをお見せしましょう。

当院のたんぱくリッチ食で、妊婦さんの体重の増え過ぎを防ぎながら、赤ちゃんは適正体重までしっかり育つという、理想的な結果が得られています。

たんぱくリッチ食は妊婦と赤ちゃんの体重を適正にする

［ 母体体重増加量と出生体重 ］（N=60人）

（宗田マタニティクリニック調べ）

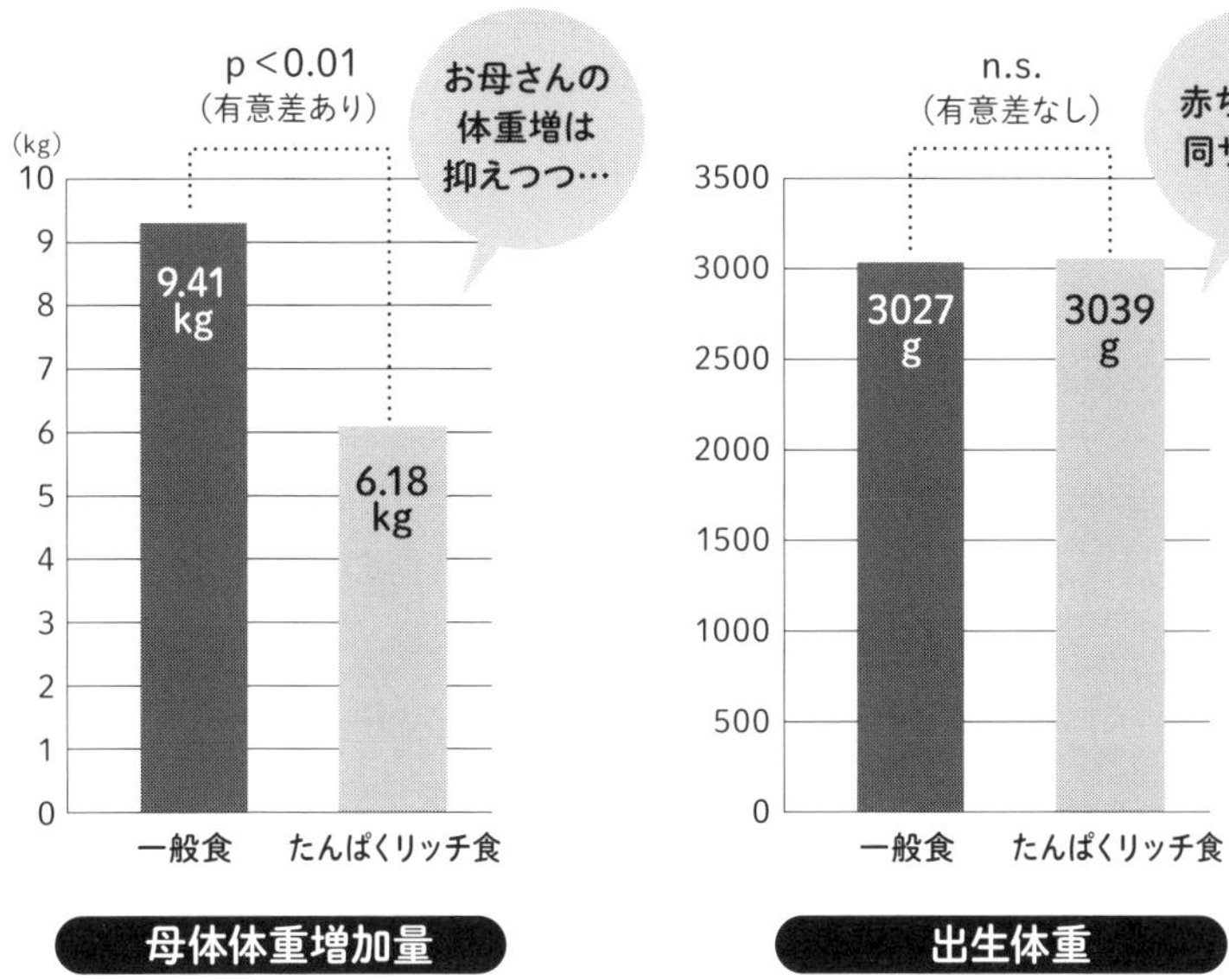

一般食とたんぱくリッチ食で、母体の体重増加量と出生体重を比較した結果が上の通り。たんぱくリッチ食では母体の体重増加が抑えられているうえ、胎児は一般食とほぼ同じ出生体重。胎児は高たんぱく質＋糖質制限でしっかり発育する。

日本は先進国で最も低体重児が増えている

　小さな赤ちゃんが増えているという問題について、引き続き見ていきましょう。

　現在の日本では、医療の進歩によって出生時の死亡率は低下してきたのですが、低出生体重児（２５００g未満）で生まれてくる赤ちゃんの割合が、先進国の中で最も増えている国となっています（次ページグラフ参照）。

たんぱく質の摂取が減って……

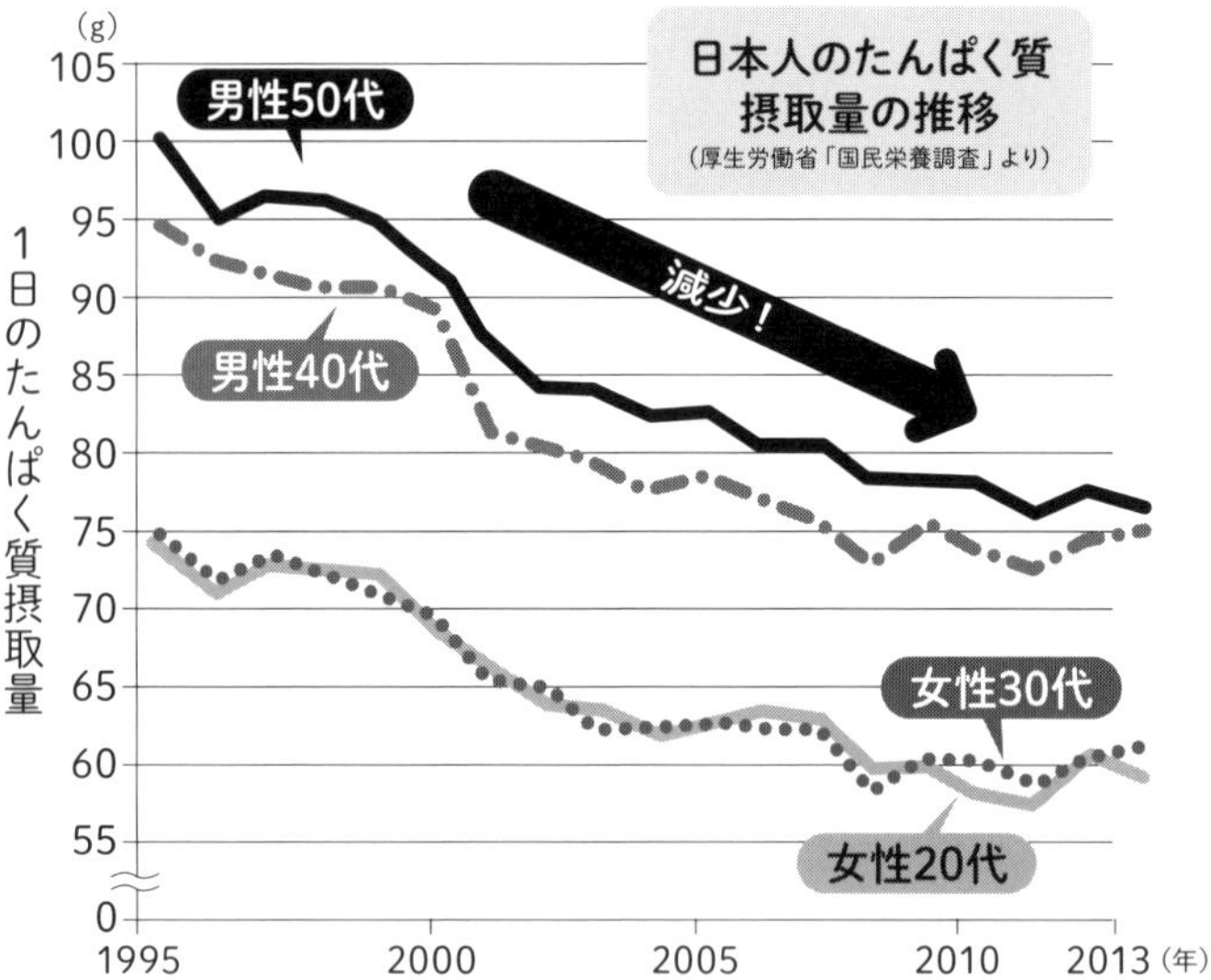

日本人のたんぱく質摂取量は欧米の半分以下で、現代ではさらにその傾向が進んでいる。女性は男性に比べてさらに少なく、深刻化している。

その原因は、これまでお伝えしてきた通り、妊娠前・妊娠中の女性の低栄養にあると思います。

たんぱく質摂取量の年次推移のグラフ（前ページ参照）と合わせて見ていただくと一目瞭然で、低出生体重児が増え続けている1995年から現在までの間、たんぱく質の摂取量が低下の一途をたどっているのが見て取れます。この二つの変化はみごとに一致しています。

低出生体重児が増加！

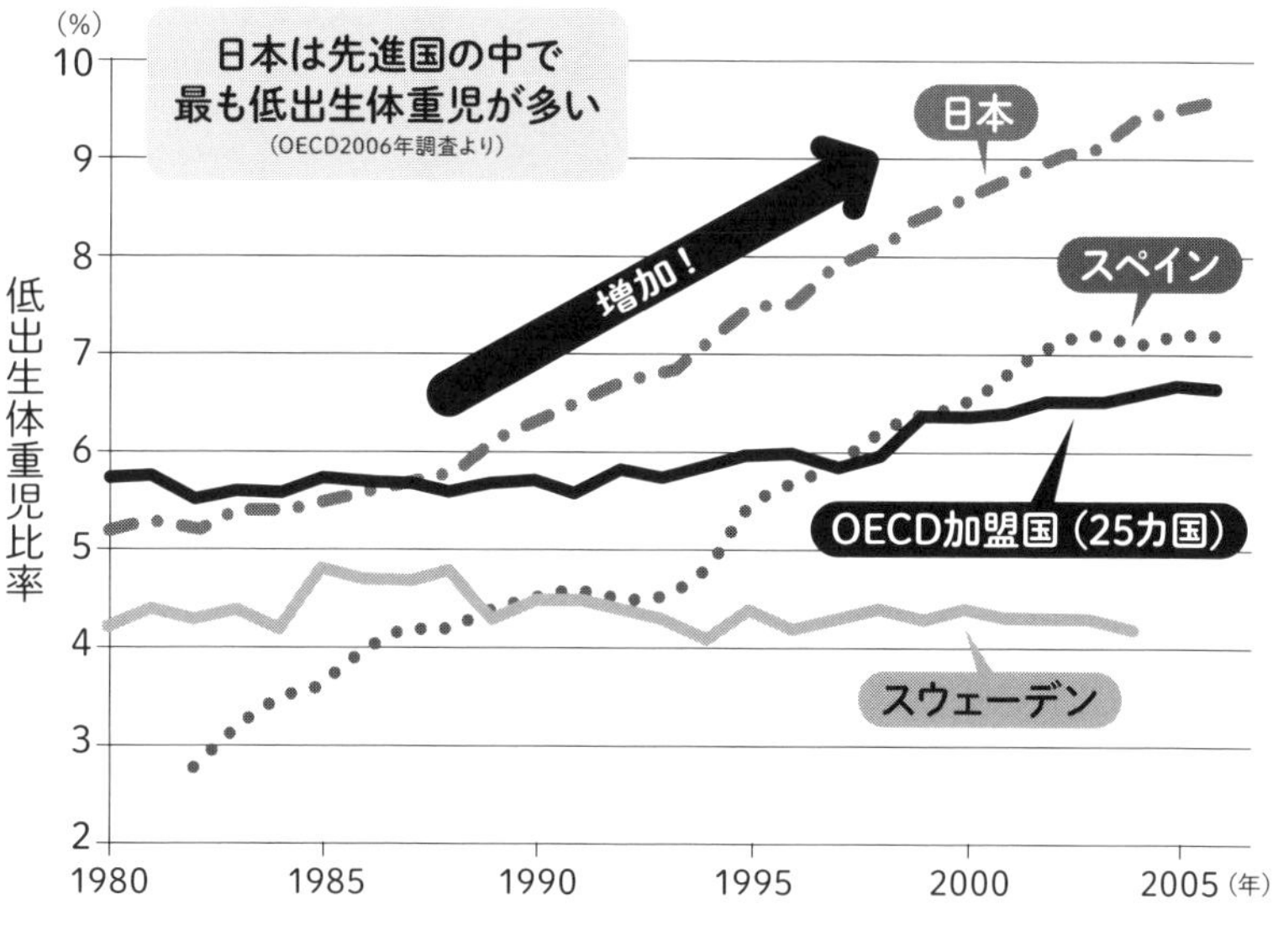

出生時の体重2500g未満の新生児の割合が、1980年代以降、OECD平均を大きく上回り始め、現在では全体の10%に迫っている。

どんな栄養で小さい子が生まれるのか？

たんぱく質を豊富に含む肉や卵などは、カロリーが高く脂質も含むため、ダイエットをしている女性であれば控えがちな食品になると思います。ですが、**このたんぱく質食品の摂取不足こそが、低出生体重児の増加につながってきているのではないかと私は考えています。**なぜなら、前述しているように人間の体となる全ての臓器や筋肉、脳にとって、たんぱく質と脂質は必須栄養素だからです。

以前、当院にこんな妊婦さんがいました。大変スリムな女性だったので食事内容を聞くと「食事はきちんと取っています」と言うのです。けれども、超音波で胎児の身長や体重を計測していたところ、なぜか胎児の発育が思わしくありません。食生活に疑問を感じた私は、その方に入院を勧めました。そして、食事の様子をそれとなく管理していたところ、しばらくして摂食障害であることが分かったのです。

そこで、本人にあらためて話を聞いてみたところ「甘いものがやめられないんです」と、初めて悩みを打ち明けてくれました。

中学生のころから、太りたくない一心で食べては吐き出すという、過食嘔吐の生活をしていたそうなのです。これでは、胎児に栄養がいくわけがありません。

そこで、その妊婦さんには太るメカニズムを説明し、たんぱく質を多く取るよう指導すると同時に、鉄の処方薬とビタミンB群のサプリメントを飲んでもらうことにしました。これらの栄養素が不足すると、エネルギー産生が滞るため、手っ取り早くエネルギーになる糖質を強烈に欲するようになります。**たんぱく質と鉄、ビタミンB群が十分に補給されると、体のエネルギー代謝が正常化することから、糖質への強い欲求が自然となくなってくるのです。**

その妊婦さんも、2週間たったところで過食嘔吐が止まり、1658gの小さめですが元気な赤ちゃんを無事に出産することができました。鉄とたんぱく質を出産後もしっかり取ってもらうことで産後うつになることもなく、元気に子育てをすることができたのです。そして、2年後には第2子をめでたく妊娠。今度は3056gの適正体重で、元気な赤ちゃんを産むことができました。

このケースのように、食事を変えることで小さい子が生まれることは防げるのです。

「たんぱくリッチ食」の勧め

さて、ここからは、元気な赤ちゃんを元気に産み、産後も体が楽になる、たんぱくリッチ食について具体的にお伝えしていきます。**たんぱくリッチ食とは、妊娠前、妊娠中、子育て期において母子共に必要な栄養が摂取できる食事内容です。**

まず、食事をする上で一番大切なことは、自分にとって今どんな栄養が必要であるかを知ること。そして、カロリーにこだわらずに自分のライフスタイルに合った食事内容を組み合わせ、体にとって必要な栄養を考えていくことです。

たんぱくリッチ食のポイントは、次の四つです。

1 良質なたんぱく質を十分量摂取する
2 良質な油を取る
3 糖質量を調節する
4 鉄を十分量摂取する

次からこの四つについて、詳しくお話ししていきましょう。

1 良質なたんぱく質を十分量摂取する

たんぱく質とは、骨、皮膚、臓器、筋肉、血液など体のあらゆるパーツの材料となる成分であり、生命を維持する上でとても重要な栄養素の一つです。胎児は日々成長を続け、脳や臓器を作るため、たんぱく質は毎日の摂取が必要です。

それなのに、母親の食べている食事が糖質ばかりになると、当然ながら必要なたんぱく質を胎児に届けることができなくなって、胎児の発育不全に繋がっていくのです。

私たちの体は、小さな細胞が集まって作られた集合体であり、この細胞一つ一つのたんぱく質が不足するとうまく機能しなくなります。そのため、**妊娠中に「何かしらの心身の不調（頭痛・疲れ・不安感など）がある」といった方は、一番にたんぱく質の不足を疑ってください。**

1日に必要なたんぱく質の摂取目安は次の通りです。

体重（kg）×1・0〜1・5g

（例）体重50kgの場合：50×1・0〜1・5g＝必要たんぱく質量：50〜75g

妊娠後期では、1日に75gが目安となります。妊娠前の女性でも、最低限の必要量は1日50g、普段の目安としては1日65gほどのたんぱく質量を目標としてほしいところです。肉100gに含まれるたんぱく質量は15gくらいですから、たんぱく質を50g取るということはけっこう大変なことです。

たんぱく質は、動物性（肉・卵・魚）や、植物性（豆腐・納豆）の食品、ご飯や乳製品など、さまざまな食品に含まれています。たんぱく質を何から取るか？　を考えるときに大切になるのは、たんぱく質を構成している20種類のアミノ酸のうち、体内で合成されにくい9種類のアミノ酸（必須アミノ酸）の〝量と質〟になります。

〝量と質〟を選ぶ際、必須アミノ酸を多く含むたんぱく質こそが栄養価が高く効率的

に体に作用していきます。この指標となるのが、「プロテインスコア」（下表参照）です。

卵はプロテインスコア100ということから、必須アミノ酸を全て含んだ完全栄養食品といわれます。それに比べ、豆腐や納豆の植物性たんぱく質はプロテインスコアが50程度と、卵に比べると栄養価の質が半分であることが分かります。

そのため、**少ない量でよりよい質のたんぱく質が取れる食品は、必然的に動物性たんぱく質ということになります。つまり、卵や肉、魚といった食品を優先させることが、効率的なたんぱく補給につながります。**

食品ごとのプロテインスコアと１日の摂取目安

食品名	プロテインスコア	1日の目安量	たんぱく質量
卵	100	3個	20g
肉	90	100g	15g
魚	90	100g	15g
チーズ	83	120g	25g
納豆	55	1パック	10g
豆腐	51	1丁（350g）	10g

たんぱく質の実際の目安量

169ページの表からいうと、たんぱく質を65g摂取するためには、卵なら約10個食べる必要があります。当然ながら、単品で一度に摂取しようとするのは現実的ではないので、さまざまな種類のたんぱく質、つまり、肉や魚、チーズ、大豆製品をうまく組み合わせることで、必要なたんぱく質を摂取していきましょう。

また、大豆製品を食べるときには、動物性たんぱく質（卵や肉）と組み合わせて食べることで、栄養価はアップします。

肉の種類は何でも好みのもので選んでOKです。豚しゃぶ、サーロイン、皮付き鶏もも肉、レバー、ひき肉など、さまざまな種類や部位をその日の気分で決めましょう。とにかく、毎食肉、魚、卵のどれかは必ず摂取する意識を持ちましょう。

ちなみに、脂身を避ける必要はありません。よく「脂身が少ないささ身などが健康的で良いですよね？」と聞かれるのですが、むしろ脂身のある部位の肉は積極的に食べてほしいくらいです。脂質については次項で詳しくお伝えします。

魚も同じように、白身魚から青魚、魚介類（エビ・イカ・タコ・貝類など）とさまざまな種類を食べましょう。

妊娠中は大型魚の水銀が問題にされますが、クジラやイルカなど大きな魚を毎日大量に食べるケース以外、特に気にしなくてよいでしょう。通常のスーパーに売っている魚の切り身や刺し身を1人前程度食べる分には、大きな問題が起きる可能性はありません。むしろ、魚の脂に多く含まれるＤＨＡやＥＰＡは、胎児の脳の成長に必要不可欠ですから、メリットの方が大きいと考えて、日常的に食べていただきたいところです。

2 良質な油を取る

「積極的に油を取りましょう」とお伝えすると、まだまだ抵抗を感じる方は多いと思います。油に対する〝悪いイメージ〟はなかなか根強いようです。

油（脂質）にはさまざまな種類が存在しており、油を摂取する上で大切なことは、いい油と悪い油を理解するということです。

人間の体や脳を構成する上でたんぱく質と同様に大切な油は、おなかの中の赤ちゃんにとっても脳の栄養、細胞膜や、ホルモンの材料、生命活動を維持するエネルギーとして欠かせない栄養素の一つです。

かつて、卵は食べ過ぎると油脂の一種である悪玉コレステロールが増えて動脈硬化を招くとして、悪者扱いされていました。最近になって、コレステロールの7～8割は体内で合成されているため、食べたものにコレステロール値は影響されないことが判明しました。序章でお伝えしたように、根拠のない「栄養神話」だったわけです。**油は全てが悪いものではなく、「必須脂肪酸」という言葉があるように、体に欠かせない大切な油もあります。良い油を理解して、積極的に摂取していきたい栄養素の一つとして覚えておいてください。**

油は大切といっても、種類によっては体にとって悪影響を及ぼすものもあります。その代表ともいえるものが、人工的に作られたマーガリンやショートニング、ファットスプレッドといった「トランス脂肪酸」が多く含まれる油です。

トランス脂肪酸は、ほとんどプラスチックと変わらない代物で、栄養がないばかりか、摂取量が多くなると、動脈硬化の原因になる炎症を引き起こすとして、海外では禁止されている国もあるほど人体に有害です。

しかし、日本では防腐剤代わりにカップラーメンや菓子パン、お菓子、ファストフードの商品などに多用されているのが現状です。トランス脂肪酸は、たとえ妊婦さんでなくても摂取すべきではないのですが、現代人の食生活を見ていくと、肉の脂は悪いと思って控えているにもかかわらず、コンビニの菓子パンやスナック菓子を日常的に摂取している方がほとんどです。

こういった背景からも分かるように、日本人の大半が、日常の中で知らず知らずのうちに悪い油を摂取し、体の酸化や老化を招き、病気の原因を自らの体に導いているのです。

そんな人工的な油とは違い、肉の脂やバターは自然そのものの素材であったり、自然の素材から作られているのにもかかわらず、今まで悪者扱いにされてきました。

トランス脂肪酸を多く含む、摂取を控えるべき食品を次に挙げておきます。

たまに楽しみとして摂取する程度であれば大きな問題はありませんが、日常的な摂取はやはり避けるべきでしょう。

トランス脂肪酸を含む避けるべき食品

サラダ油、マーガリン、フライドポテト、チキンナゲット、ハンバーガー、ショートケーキ、クロワッサン、アップルパイ、デニッシュ、スナック菓子、クッキー、クラッカー、ファットスプレッド、ポップコーン、ピザ、カレー

ルウ、シチュールウ

自衛のためにも、食品を購入する際にはパッケージ裏の食品表示をチェックすることを習慣にすることをお勧めします。
「マーガリン」「ショートニング」「植物性加工油脂」「加工油脂」などと表示されているものは、高濃度のトランス脂肪酸を含んでいると考えてください。

加えて、古い油や高温で熱された油にも注意が必要です。
自宅や高級料理店で食べる揚げ物は、新鮮な油を使うので問題ありませんが、繰り返し揚げ物をした後の油は酸化が進み、人体に有害な影響を与えるようになります。お総菜コーナーで夕方にセールをしているような、調理時から長時間放置された揚げ物にも注意をしましょう。

赤ちゃんは脂質をエネルギー源とするケトン体人間であるということは、これまでにお伝えしてきた通りです。ですから、悪い油は避ける必要がありますが、良い油は積極的に取り入れて、赤ちゃんにエネルギーをどんどん届けてあげることが欠かせません。

積極的に摂取してほしい油は、次の通りです。

❶オメガ3脂肪酸（アマニ油、えごま油、しそ油、青魚、クルミなど）

必須脂肪酸であるα-リノレン酸を多く含み、体内でDHA、EPAを生成する油です。これらは、赤ちゃんの脳の生成に大きく役立つほか、血流を良くするなどの効果があります。

青魚やアボカド、クルミなども、積極的に摂取するのがお勧めです。

❷肉の脂身、ラード

油を気にして、鶏肉の皮やサーロインの脂身などを今まで避けていた方は、避けることをやめてどんどん食べてください。とはいえ、脂身がもともと苦手な場合は、無理に脂身が多い部位を摂取する必要はありません。肉を食べればたんぱく質と一緒に自然と脂質も摂取できます。炒め油として使うことをお勧めします。

❸ バター

腸内細菌の餌になるため、腸内環境を整え妊娠中の便秘解消にも効果的です。また、ビタミンAが豊富なため、皮膚の粘膜の生成に役立ちます。料理に使用してもそのまま食べてもOKです。

最近では、牧草牛から作られたグラスフェッドバターが良質なバターとして人気でお勧めです。のりで巻いて食べてもおいしいと好評です。

❹ 生クリーム（動物性）

乳脂肪の一つで、エネルギー源としてお勧めです。植物性ではなく動物性を選んでください。

甘みが欲しいときは、血糖値を上げない甘味料（ラカントやエリスリトールなど）でホイップを作っても。つわりのときでも生クリームなら食べられる、という妊婦さんも多いです。

❺ オリーブオイル

ポリフェノールを含み、抗酸化作用など、良質な油として有名です。ただし、開封から日数がたつと酸化が進み、質が落ちることがあるため、小さめの容器で購入して短期間で使い切っていくことをお勧めします。またより良質なものを選ぶために「エクストラバージン」と表記があるものを購入しましょう。

❻ 中鎖脂肪酸系の油（MCTオイル、ココナッツオイル）

中鎖脂肪酸は、独特の消化吸収のメカニズムにより、肝臓でケトン体を素早く作れる油です。母子のエネルギー源となりやすくなります。

中でも、ＭＣＴオイルは無味無臭で料理にかけたり、ドリンクに混ぜたりして摂取できるため、日々の食事に取り入れやすい油としてお勧めです。ただし、加熱に弱いので、摂取する際は生のままドレッシングに使ったり、コーヒーに入れてそのまま飲むとよいでしょう。

ココナッツオイルは過熱に強いので、料理やデザートにも活用できます。

3 糖質量を調節する

糖質制限といっても、人それぞれ体形や目的、現在の状態によって糖質摂取量の目安は異なります。

妊娠中、血糖値にも問題がなく、至って健康な方は、食事が糖質中心にならない程度に気を付けていただければ十分ともいえます。しかし、妊娠糖尿病の方や、糖尿病、肥満妊婦に至っては、個別に指導を行います。

糖質とは、下の図のように炭水化物から食物繊維を除いたものです。

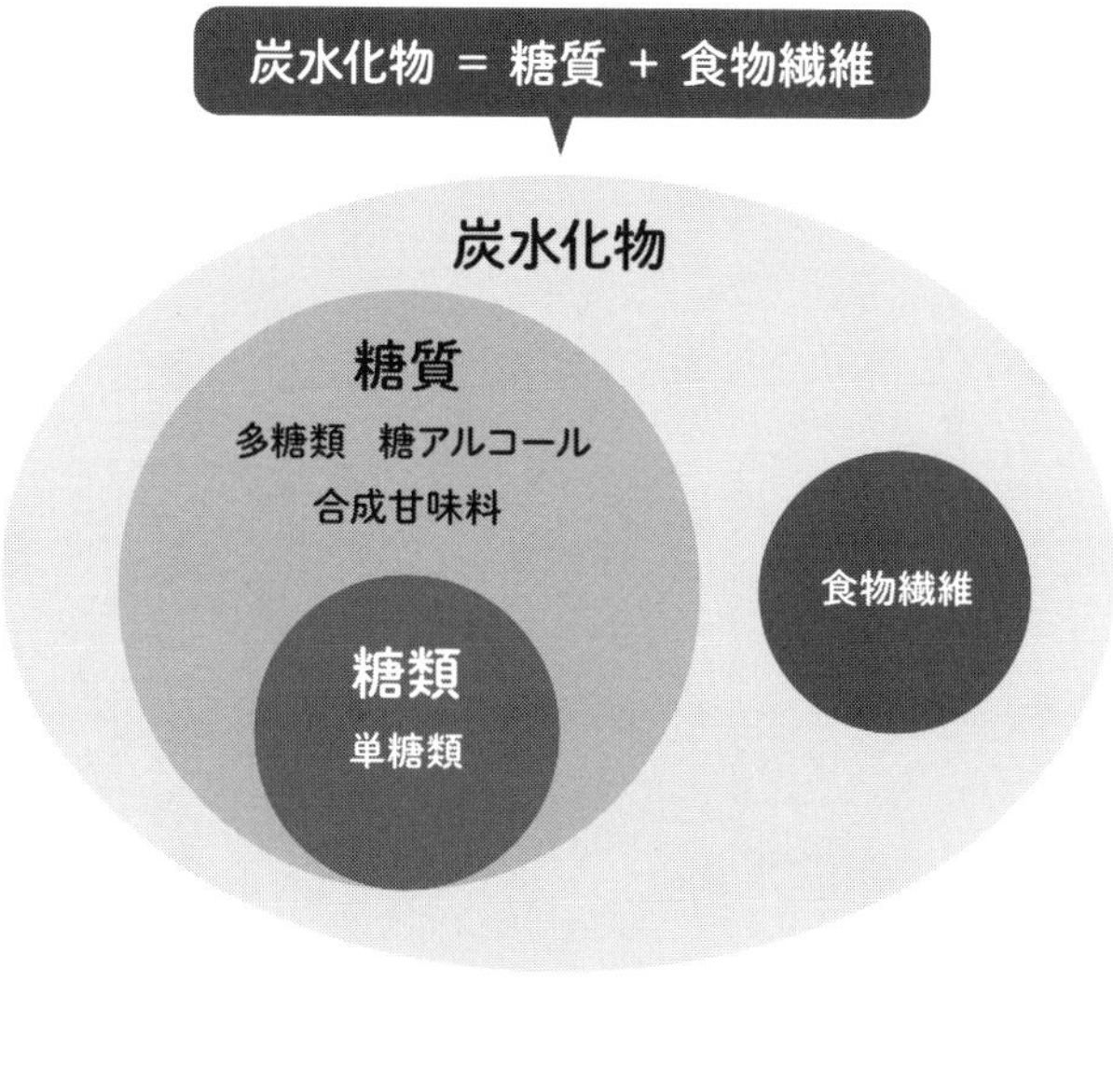

糖質が多い代表的な食品であるご飯やパン、麺は、食物繊維を多少含みますが、9割以上は糖質が占めています。そのため、ご飯、パン、麺の摂取量が多くなると、体重増加や血糖値の上昇が起こりやすくなります。

だからと言って、血糖値に問題のない健康な妊婦さんへ「糖質ゼロを目指してご飯・パン・麺を食べるな！」と言うわけではありません。大切なのは、優先順位です。今まで糖質過多な食事をしていた人は、その量を減らして、その分、たんぱく質や脂質の摂取量を増やしていきましょう、ということです。

具体的な摂取量目安は次の通りです。

・健康妊婦さんの健康維持の場合

1日の糖質量摂取目安　130～150g

（例：朝40～50g、昼40～50g、夜40～50g）

この糖質量摂取目安にすることで、栄養比率が真にバランスの良いものに近づくと考えています。開始するときも、ご飯を減らした分お肉を増やすといった形で、徐々に進めることも良い方法だと思います。具体的にどんな食事内容になるのかについては、44ページの献立例を参考にしてください。

「糖質を減らして、何を食べればいいの……？」と不安になる人もいるかもしれませんが、心配は無用です。献立例の通り、おいしいものをおなかいっぱい食べることができます。甘いものが食べたくなったら、低糖質スイーツ（58ページ参照）をどうぞ楽しんでください。

妊娠糖尿病妊婦さんの場合は、１日の糖質量摂取目安はこの半分の60～１００ｇで指導しています。

次に、糖質量をコントロールする具体的な方法についてお伝えしていきましょう。

❶精製糖質を避ける

一番に避けていただきたい糖質が、甘いジュースやお菓子、菓子パンです。

これらは白砂糖や添加物、質の悪い油が多量に含まれているうえ、ほぼ栄養がない「エンプティカロリー（空っぽの栄養）」と呼ばれる食品です。しかも、糖質は体内で代謝するためにビタミンB群などのビタミン類を無駄に消費するため、私に言わせれば空っぽどころか、栄養泥棒食品です。

ところが、当院へ初診でやって来た妊婦さんの中には「朝食は菓子パンと果物ジュース」と答える人が珍しくありません。小腹がすいたら甘いお菓子を食べている……という方もたくさんいらっしゃいます。

これでは、赤ちゃんが育つためのたんぱく質と脂質がほとんど取れず、母子共に栄養失調になってしまいます。まずは菓子パンを食事代わりにしないようにし、さらに白砂糖を使ったお菓子も食べる頻度や量を減らしましょう。

❷ 主食の量や取る頻度を調整する

次に行ってほしいのが、主食の量や取る頻度を調整すること。

朝はパン、昼はパスタ、夜にカレーライスといった、糖質を主体とした食事を毎食取っていたとしたら、まずはそれを改める必要があります。

主食の減らし方は二つあります。一つは毎回の主食を半量にすること。もう一つは、朝と昼だけ主食を取り、夜は主食なしにする方法です。自分に合った方法を取り入れるといいでしょう。

例えば、ご飯の量を一食当たり１００g程度（ご飯茶わんに軽く1膳）に抑える、食パンの厚さを6枚切りから8枚切りにする、麺を低糖質麺に変更するといった工夫を行うと簡単です。

主食を除くタイミングとしては、活動量の少ない夜が一番お勧めです。

よく「玄米なら大丈夫」と思っている人がいますが、実は白米と玄米の糖質量は、ほぼ同じです。ただし、未精製の玄米にはぬかに含まれるビタミンやミネラルなどの微量栄養素が残っているため、白米よりは栄養価が高く、食物繊維が多い分、血糖値の上昇が緩やかになります。白米を炊く際は、もち麦や雑穀米を混ぜるのもお勧めです。

同様に、白いパンを選ぶよりも全粒粉パンやライ麦パンを選ぶのがベターです。

そして、**重要なのは主食を減らした分、たんぱく質のおかずを増やすことです。糖質制限の失敗で非常に多いのが、糖質も控えた上に、カロリーを気にして脂質も控えてしまうケース。これでは、確実にエネルギー不足に陥り体調を崩してしまいます。**繰り返しますが、カロリー計算は不要です。肉、魚、卵はしっかり食べてＯＫです。

❸ 我慢し過ぎない

今まで糖質過多の食生活を行っていた方が急に糖質を減らすと、体内のエネルギー代謝がうまく働かずにイライラしたり、頭痛が起きたりすることがあります。これは、糖質依存症の中毒症状です。

糖質は、お酒やたばこと同じように脳への依存性が生じやすく、糖質を摂取すればするほど、また食べたくなる衝動に駆られてしまうのです。食後におなかが満たされていても別腹といって甘いものを食べたくなったり、パンを一度に何個も食べた後、またすぐにおなかがすいて違う糖質を摂取したくなったりする衝動に駆られるのは、脳が糖質に依存している表れです。

糖質制限に慣れてくるまでどれぐらい時間がかかるかは個人差があり、いきなり０

にできる人と、数週間かけて徐々に減らす必要がある人などそれぞれです。精神的に追い込み過ぎず、時々友人と糖質ありのおいしい食事をするのはＯＫとするなど、ある程度割り切ってください。ストレスになるほど我慢すると、あるとき反動が起きて爆食してしまうことにもなります。

糖質をたくさん取った日は、翌日の食事の主食を抜いたりするなど、緩やかに帳尻を合わせれば問題ありません。

❹ イモ類、根菜類、果物はほどほどに

ジャガイモやカボチャ、玉ネギなど、イモ類や根菜類は、「野菜だから大丈夫」と、ついたくさん食べてしまいがちですが、意外と糖質を多く含んでいる要注意食品です。実際、当院でも糖質制限をしているのになかなか血糖値が安定しない妊婦さんが、じゃがいもを毎食たくさん食べていたというケースがありました。

また、果物の甘味のもとである果糖は、急激に血糖値を上げる働きがあるのでこちらも食べ過ぎはＮＧです。最近は、品種改良で糖度が高い果物が増えているので、注

意が必要です。

干しプルーンや干イチジクなどのドライフルーツを鉄補給や便秘予防に意識的に食べている妊婦さんが多く見られますが、ドライフルーツは30g中、20g程度を糖質が占めている、非常に高糖質な食材です。同じように干しイモも高糖度なドライ食品です。

一方、果物であっても糖質を気にしなくていいのが、アボカドです。不飽和脂肪酸、ビタミンA、C、D、Eを含む他、むくみ防止に働くカリウムも豊富です。淡白な味わいでさまざまな料理に合わせやすく、おなかにもたまるので、積極的に取り入れたい食材です。46ページにもお勧めのアボカドレシピを紹介したので参考にしてください。

❺ 糖質欲求を軽減する「鉄」を取る

糖質制限の成功の鍵を握るのが、重要ミネラルである「鉄」です。先にもお伝えした通り、**鉄が不足するとエネルギー代謝の働きが低減するため、てっとり早くエネルギーになる糖質を強烈に欲するようになります。糖質依存症の人は、漏れなく鉄不足**

といってもいいでしょう。

鉄をしっかり取ることで、エネルギー回路がきちんと働くようになるので、自然と糖質への欲求は少なくなります。そのため、糖質制限を苦もなく取り入れるには、鉄の補充が必要です。

効果的な鉄の摂取方法については、事項でお伝えします。

4 鉄を十分量摂取する

日本人女性の鉄不足の多さはすでにお伝えした通りですが、妊娠から出産の期間に入ると、さらにその傾向は加速します。

というのも、3000gで生まれ出てくる赤ちゃんを育てるためには、通常の量では賄えないほどの血液量が必要となります。妊娠中にお母さんの体内の鉄はどんどん赤ちゃんへ移行（左ページ参照）する上、出産時には一気に300~500mlもの血液を失い、産後も悪露が1カ月ほど続きます。

しかも、「白い血液」といわれる母乳を出しながらです。

母体に蓄えられていた貯蔵鉄（フェリチン）はもちろん、血清鉄も使い果たし、フラフラな状態になるのが一般的な日本人女性の産後です。ひどいケースでは、鉄不足のために脳の機能が衰えて、一時的に記憶がなくなってしまう女性もいるほどです。

産後うつの主な原因も、鉄不足にあるといわれています。

赤ちゃんに鉄を分け与えた
産後ママの貯蔵鉄（フェリチン）はからっぽ！

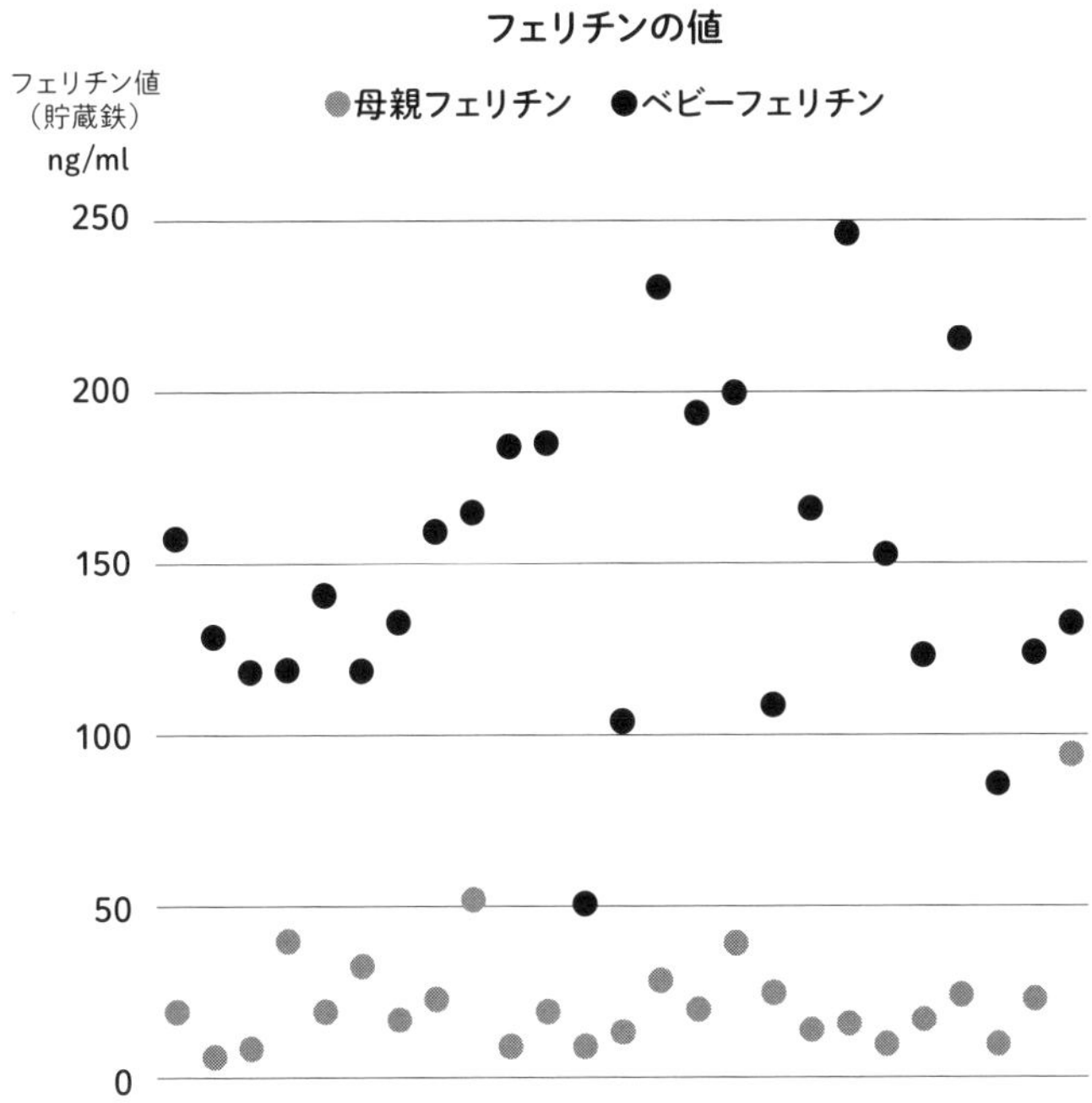

2016年5月～同年6月の間で当院にて出産した25例の母親とその臍帯血のフェリチン（貯蔵鉄）値を産後0～2日内に測定した結果、臍帯血中のフェリチン値は高値で現れており、母親は全員が低値であること分かった。母親のフェリチン値の平均は25.1ng/ml、子の平均は205.61ng/mlあった。赤ちゃんが、たっぷりの鉄を母親から受け取って産まれていることがわかる。

「妊娠中は、鉄補給のためにホウレン草やひじきをたくさん食べてください」と医師や栄養士から指導を受けることがあるかもしれませんが、実は植物性の鉄だけでは、全く足りません。

鉄には動物性の「ヘム鉄」と植物性の「非ヘム鉄」があり、卵や肉、魚に含まれているヘム鉄の吸収率が10～20％であるのに対し、ホウレン草や小松菜などの野菜に含まれている植物性非ヘム鉄の吸収率はわずか2～5％しかありません。ちなみに、「鉄分の王様」といわれるほど鉄が豊富と思われている干しひじきも、実は現代ではあまり頼りにできないのが現状です。かつてのひじきは加工の過程で鉄釜が使われていたことから鉄分が豊富に含まれていましたが、現在ではステンレス窯が使われるようになりました。鉄釜で加工されていた時代の干しひじきは、100gあたりの鉄含有量が58・2㎎でしたが、現代では6・2㎎と、約9分の1まで減少しています。鉄が豊富なのはひじきそのものではなく、鉄窯のおかげだったということです。

鉄補給のために取るべき食材は、次ページの表を参考にしてください。

ヘム鉄リッチな食材一覧

100g当たり鉄分量

豚レバー	13mg
鶏レバー	9mg
しじみ	4.3mg
あさり	3.8mg
牛赤身肉	2.7mg
カツオ	1.9mg
かき	1.9mg

1日の鉄摂取目安

月経のある成人女性（18～49歳）は**10.5mg**

食事以外からの鉄補給

超微量栄養素である鉄は、食事だけで十分な量を摂取することが大変難しいため、当院では鉄剤（フェルムカプセル・22ページ参照）を1日100㎎内服してもらっています。こちらは1カ月分でわずか80円程度という安価な薬剤ですので、日々の食事で補えない分として処方しています。

ただ、消化能力が低い人の場合、鉄剤を飲むと胸がむかむかしたり、吐き気がしたりすることがあります。また、クリニックによっては、鉄剤を処方してくれない場合も。その場合は、サプリメントからの摂取をお勧めします。当院では、吸収を良くしたキレート鉄のサプリメント（23ページ参照）を推奨しています。

ちなみに、先日も鉄剤は「気持ち悪くなるから飲めない」と訴えていた妊婦さんがいましたが、当院の専属パティシエに頼んで、鉄剤を砕いて低糖質クッキーに練り込んだところ、問題なく食べることができました。しかも、「おいしかったです！」と非常に好評でした。「薬を飲む」のと「スイーツを食べる」という心持ちの違いで、ずいぶんと結果が変わるものなのだなという発見があった出来事でした。

調理に鉄鍋を使ったり、鉄瓶で沸かしたお湯でお茶を飲んだりするのも楽しく、おいしく鉄補給ができる方法です。

鍋に入れることで鉄が溶け出す「鉄玉」（下写真参照）を使うことも、当院では積極的にお勧めしています。

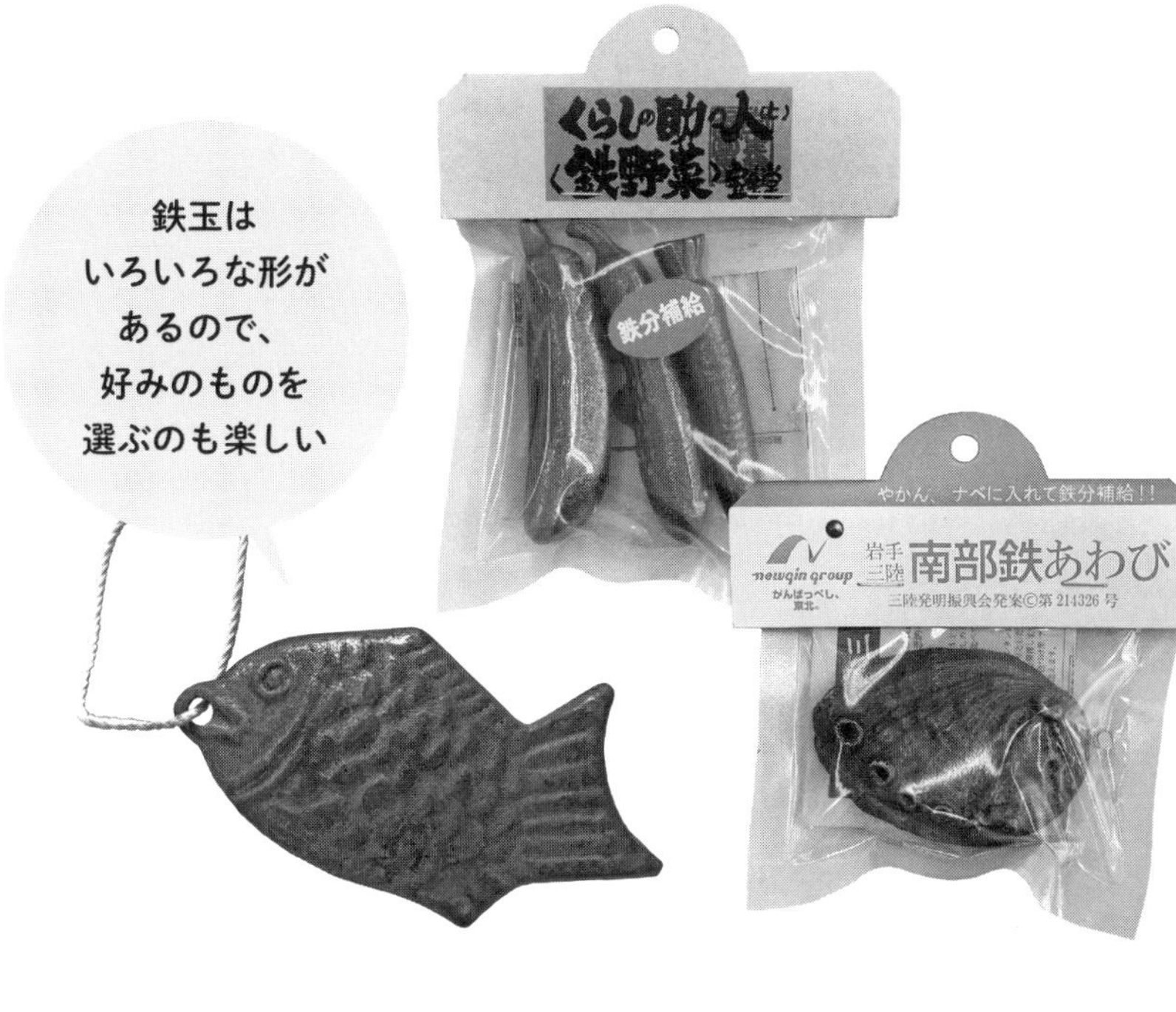

妊娠中の飲み物と間食について

妊娠すると、飲み物にも気を使うようになると思います。

基本的には、水や麦茶など無糖でカフェインレスのものが良いでしょう。ただし、コーヒーや紅茶などのカフェインを含む飲料も、1日1～2杯程度なら飲んでも問題ありません。

それよりも、最も避けてほしいのは、いわゆる清涼飲料水と呼ばれる、糖質を含む飲み物です。

清涼飲料水には多くの場合、500mlのペットボトル1本当たり30～50gという多量の糖質が含まれています。1個糖質3gの角砂糖に換算すると、10～16個分にもなります。

しかもそしゃくすることなくゴクゴクと飲んでしまうために、短時間で大量の糖質を摂取することに。結果、血糖値の急上昇を起こすため、多量に飲むことで糖尿病を発症するケースが多く「ペットボトル症候群」という言葉さえ生まれました。

さらに含まれている糖質にも問題が多く、多くの場合で「果糖ブドウ糖液糖」という人工の糖分が使われています。製造過程で化学物質が使われている上、いくら取っても満腹中枢が働かないという非常にリスクの高い糖質です。

ジュースはもちろん、スポーツドリンクや機能性飲料、野菜ジュース、果物100%ジュースも同じく、買わない、飲まない方が無難です。


小腹がすいたときの間食は、たんぱく質食品をなるべく選んでいきましょう。

糖質の多いパンやスイーツではなく、ゆで卵やチーズ、サラダチキン、焼き鳥、ナッツ類、プロテインバー、プレーンヨーグルトなどがお勧めです。どうしても甘いものが食べたいとなった場合には、乳脂肪の多いアイスクリームや、カカオ含有率が高いチョコレート、ティラミス、プリンなどを時々楽しむ程度がいいでしょう。

第2章のまとめ

たんぱくリッチ食 四つのポイント

1 良質なたんぱく質を十分量摂取する

2 良質な油を取る

3 糖質量を調節する

4 鉄を十分量摂取する

◎バランスの取れた食事は、必須栄養素の豊富な、たんぱくリッチ食！

◎カロリーではなく、栄養の内容を重視しよう。

◎つわり、切迫流産、切迫早産などが起こりやすい時期も、たんぱくリッチ食で乗り切ろう。

◎小さく産まれても、必要な栄養があれば健康に育つ。

POINT

主食は今までの半分にするか、食べる頻度を減らす。

根菜やイモ類は付け合わせ程度の量に。

果物は今まで食べていた量の半分にしてデザート感覚に。

OK食品

◉ **肉類**：牛、豚、鶏、レバー、合いびき肉
◉ **魚介類**：赤身肉、白身魚、青魚、エビ、イカ、タコ、貝類
◉ **卵**
◉ **納豆、大豆製品**：豆腐、厚揚げ、豆乳
◉ **良質な油**：バター、オリーブオイル、MCTオイル、ココナッツオイル、えごま油、アマニ油
◉ **発酵食品** みそ、キムチ、酢、ぬか漬け
◉ **葉物野菜**
◉ **きのこ類**
◉ **海藻類**
◉ **チーズ**
◉ **ナッツ類**

NG食品

✕ **菓子パン**
✕ **スナック菓子**
✕ **清涼飲料水、野菜ジュース、果汁ジュース、栄養ドリンク**
✕ **和菓子**

量や種類を考えよう

▲ **主食**：ご飯、パン、麺
▲ **根菜類**：玉ネギ、ゴボウ、ニンジン、レンコンなど
▲ **いも類**：ジャガイモ、サツマイモ、カボチャなど
▲ **果物**：特に糖度の高いもの　アボカドはOK

Column

血液検査で分かる「たんぱく質の不足状態」

自分の栄養状態を知る方法として、実は血液検査の数値から読み解くことができるということを、少しお伝えしていきます。一般的な血液検査では、基準値内だと問題がないと捉えられがちな値でも、何か体に不調があるという方は、軽度もしくは重度の栄養不足が隠れていることがよくあります。この考え方は、分子栄養学を元にした「オーソモレキュラー医学」の考えからくるものです。

34歳、妊娠32週で体重が100kgもあったCさんのケースで説明していきましょう。Cさんは糖尿病の治療中に妊娠し、当院に転院してきた方です。BMIは35以上と、高度の肥満がありました。一般的な病院では「栄養過多、カロリーの取り過ぎ」と判断されるところです。

当院では、妊婦さんの栄養状態を把握するために血液検査の数値を参考にしています。特に重要なのがたんぱく質ですが、その過不足を測る血液検査の項目には次の四つがあります。一般医学でいう基準値も合わせてご紹介しましょう。

①ＴＰ（総蛋白）：血清中のたんぱく質・基準値６・５～８・２g／dl
②ＡＳＴ（ＧＯＴ）：アミノ酸の生成に関わる酵素・基準値10～40Ｕ／Ｌ
③ＡＬＴ（ＧＰＴ）：アミノ酸の生成に関わる酵素・基準値５～45Ｕ／Ｌ
④ＢＵＮ（尿素窒素）：たんぱく質が分解されたときの老廃物・基準値８～22mg／dl

そして、Ｃさんのこれらの数値は以下のような内容でした。

①ＴＰ（総蛋白）：６g／dl以下

②ＡＳＴ（ＧＯＴ）：９Ｕ／Ｌ
③ＡＬＴ（ＧＰＴ）：９Ｕ／Ｌ
④ＢＵＮ（尿素窒素）：６・１mg／dl

これだけ見ると、Ｃさんの数値はさほど問題がないように思えます。ところが、オーソモレキュラー、分子栄養学的な基準値は次の通りです

①ＴＰ（総蛋白）：７・７g／dl超
②ＡＳＴ（ＧＯＴ）：18Ｕ／Ｌ超
③ＡＬＴ（ＧＰＴ）：18Ｕ／Ｌ超
④ＢＵＮ（尿素窒素）：16mg／dl

Ｃさんは一般的には基準値内の値に見えますが、実は分子栄養学的に見るとかなり低いことになり、極度のたんぱく質不足と分かります。一般的には問題ないとされる値でも、栄養不足であることは非常に多いのです。つまり、

Cさんは高度の肥満体でありながらも新型栄養失調だったということです。

Cさんはその後も健診のたびに次のように数値が下がり続けていました。

①TP（総蛋白）：7・0→6・8→6・5→5・6
②AST（GOT）：20→18→11→9
③ALT（GPT）：29→23→17→9
④BUN（尿素窒素）：13・6→13・3→10・4→6・2mg／dl

食事について聞いてみると「パンと甘いものが好き」「肉は食べられない。特にレバーは嫌い」ということでした。もともとたんぱく質が不足していることに加え、妊娠中は胎児にどんどん栄養を供給するので、栄養失調はますます深刻化していきました。

重度のたんぱく質不足が長年続いている方の場合、胃や腸の粘膜、消化器などの臓器そのもの、消化酵素も全てたんぱく質を材料に作られているため「肉は食べられない」となってしまいがちです。徐々に食べる量を増やすなど、体をゆっくり慣らしていけばよいのですが、妊娠の場合は280日以内で赤ちゃんは生まれてしまうので、もっとスピーディにたんぱく質不足を改善する必要があります。

とはいえ、いきなり肉の量を増やすことは難しいので、当院ではホエイプロテインや必須アミノ酸（EAA）など、サプリメント系の飲み物でたんぱく質を急速補給しながら、徐々に可能な動物性たんぱく質食品を取れるようにしていくことを指導しています。

このたんぱく質を増やすときには、序章でも述べたように、細胞内のエネルギー発電所であるミトコンドリアを元気にして巨大エネルギーの発生装置を動かす、鉄やビタミンB群が大変役に立ちます。たんぱく質と併せて同時に補給すると、相乗効果が得られます。

第3章

薬に頼らず妊娠糖尿病を治す方法

全国から届く「妊娠糖尿病」に悩む声

☎プルルルル〜

「はい。宗田マタニティクリニックです」

「妊娠糖尿病について少し相談してもよろしいですか……？」

「かしこまりました。院長にかわりますね」

私のクリニックには、全国から毎日のように、このような妊娠糖尿病で悩む妊婦さんからの電話やメールで相談が舞い込みます。

どんな相談内容なのかというと——

「糖質制限をしているのですが糖負荷試験ですごい数値が出て……すぐ入院して、**インスリンの打ち方を練習しましょうと言われました。**

どうしたらいいのでしょう……普段の血糖値は低いのに、インスリンを打たないと

駄目ですか?」(鹿児島県在住・30代の妊婦さん)

「糖負荷試験で1ポイント陽性と言われ、うちのクリニックでは継続は厳しいため、通うのに1時間かかる大学病院に行くように勧められました。**そんなに重症なのでしょうか?**」(埼玉県在住・20代の妊婦さん)

「妊娠糖尿病という診断がついて、今、インスリンを打っています。毎日40単位のインスリンを3回打っているのですが、血糖値が下がりません。**低血糖にならないように、ご飯をたくさん食べなさいと言われますが、どんどん体重が増えてきて、インスリンも増えています。**どうしたらいいのでしょうか……?」(大阪府在住・30代の妊婦さん)

こういった内容のお問い合わせが、日々、寄せられているのです。

「妊娠糖尿病」とは

「妊娠糖尿病」という病名を聞いたことはあるでしょうか？

妊婦になってから発症する、血糖値が高くなり過ぎる病気のことです。日本産科婦人科学会によると、**妊娠糖尿病の発症頻度は全体の約７～９％であり、妊婦さんの10人に１人が発症しているともいわれています。**

発症する数は、年々増加傾向にあるともいわれ、妊娠糖尿病から、将来本当の糖尿病を発症する確率は最大70％ともいわれているのです。

当院でも、年間約７００例の出産のうち、妊娠糖尿病患者さんは60～70例あるので、やはり、全体の約10％を占めています。

妊娠糖尿病は、母体にも胎児にもさまざまな悪影響があるため、日本産科婦人科学会では、全妊婦さんを対象に妊娠初期と中期に妊娠糖尿病の検査を行うことを推奨しています。

医療機関によって多少の違いはありますが、一般的には次のように行われます。

妊娠初期は随時血糖法、妊娠中期は随時血糖法か50gチャレンジ試験を行います。

妊娠経過とともに血糖を下げるホルモンの効きが悪くなる（インスリン抵抗性の上昇）ため、妊娠初期に糖代謝異常の見つからなかった人も全員、妊娠中期（妊娠24〜28週）検査を受ける必要があります。

この検査の流れで陽性と判定された人には、75g糖負荷試験を行い、次の基準により診断します。

妊娠糖尿病：75g糖負荷試験において次の基準の1点以上を満たした場合に診断

- **空腹時血糖値　92㎎／dl以上**
- **1時間値　180㎎／dl以上**
- **2時間値　153㎎／dl以上**

2010年の診断基準改訂により、基準値が変更されたこと、また従来は「2ポイント以上陽性の場合」とされたのが「1ポイント以上陽性」も、妊娠糖尿病と診断されることになったため、診断を下される人が増えているのです。

「妊娠糖尿病」という病名がつくために「糖尿病になった！」と慌てる妊婦さんが多いのですが、正確には、

妊娠中に初めて発見、または発症した、糖尿病にいたってはいない糖代謝異常の状態

というのが、妊娠糖尿病の定義です。

食事で糖質を摂取したとき血糖値が上昇しますが、血糖値を下げる働きをするホルモン「インスリン」は、たくさん分泌されていることが特徴です。「インスリンが出ているのに、何で血糖値が下がらないのか？」という疑問が当然ながら湧いてきますが、実は、**妊娠中は生理的にインスリンの効き目が極端に悪くなるという特徴があります。これを「インスリン抵抗性が上昇した状態」ともいいます。**

そのため、妊娠中は非妊娠時に比べて血糖値が上がり過ぎる「糖代謝異常」を起こしやすくなるのです。

ちなみに、一般的にいわれる本当の「糖尿病」とは、インスリンの効きが悪くなる（抵抗性が上昇する）ことに加え、インスリン自体の分泌が不足するために、血糖値が上がってしまう病気です。**妊娠糖尿病は、現時点では「糖尿病」ではありませんが、そのまま放置しておくと将来的に本当の糖尿病になることが多くなります。**

妊娠糖尿病になる理由と従来治療の問題点

妊娠糖尿病と診断される背景には、次の三つのポイントが挙げられます。

①家族に糖尿病を発症している人が多く、家系的に糖質の処理が苦手な体質

②普段の食事が糖質メインのため、血糖値が常に高くなっている

③糖質制限を実践中に糖負荷試験を行い、血糖値が高く出てしまった

現行の妊娠糖尿病の治療として、まず一番に行われるのがカロリー制限です。通常の妊婦さんは、1日の総カロリーを最大で2750kcal摂取することが推奨されていますが、妊娠糖尿病が発覚した後のカロリーはそこから「概ね30%カット」されるため、およそ1000kcalもマイナスされた1600〜1800kcalへと摂取目標が変更されます。さらに、分割食といって、総カロリーを4〜6回の食事に分け、血糖値の上昇を穏やかにしようとした食事療法が実践されます。その食事療法に従うと、実際にどんなものが病院食として出されるのでしょうか？　実際に、患者さんから送られてきた食事スケジュールが次ページです。

ある総合病院の妊娠糖尿病食

1日の総摂取カロリー1800kcal

食べて血糖値を上げてインスリン注射を打つ、の繰り返し。ご飯140gの糖質は約50g（角砂糖換算で約16個）。たんぱく質に乏しく、量も少ない貧しい内容。

8:00 朝食

食前に血糖値測定、インスリン注射

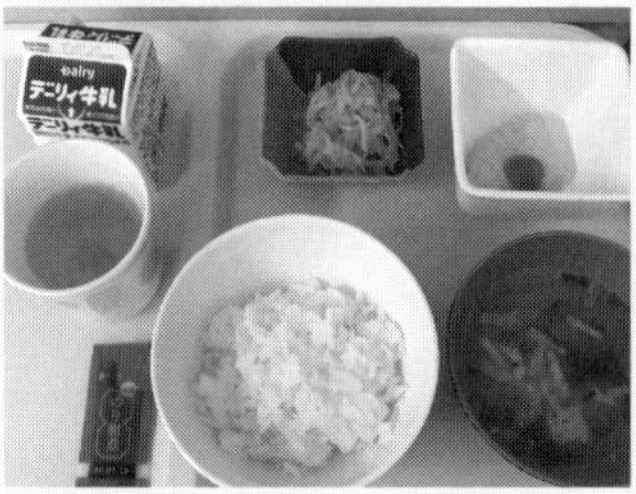

◎ご飯140g
◎モヤシのソテー
◎オムレツ½
◎減塩のりつくだ煮
◎小松菜と揚げのみそ汁
◎牛乳

10:00 分食

食前に血糖値測定

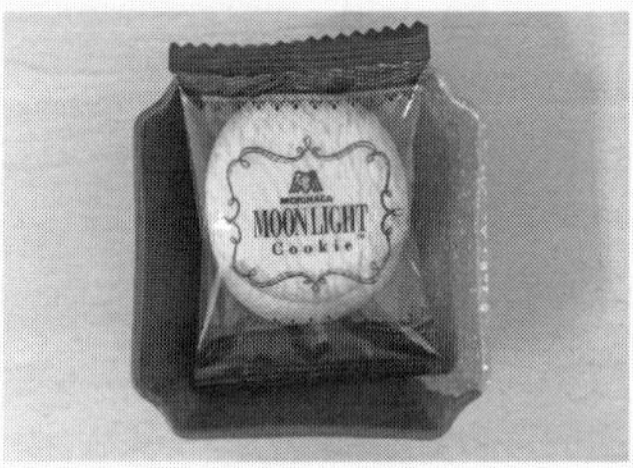

◎クッキー

12:00 昼食

食前に血糖値測定、インスリン注射

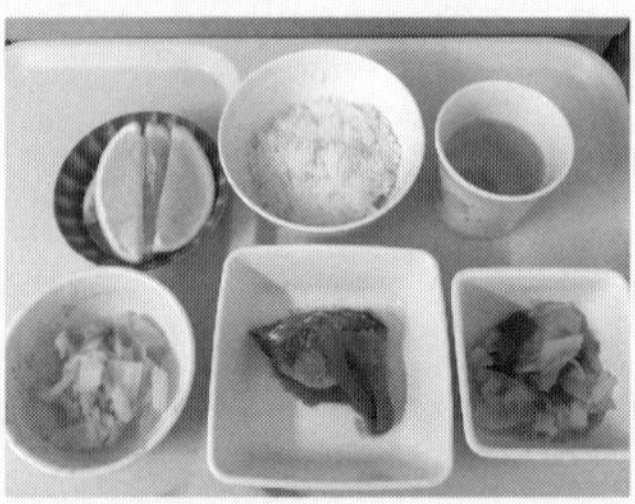

◎ご飯140g
◎ブリの甘辛焼き
◎キャベツのみそ炒め
◎白菜の漬物
◎オレンジ

14:00 分食

食前に血糖値測定

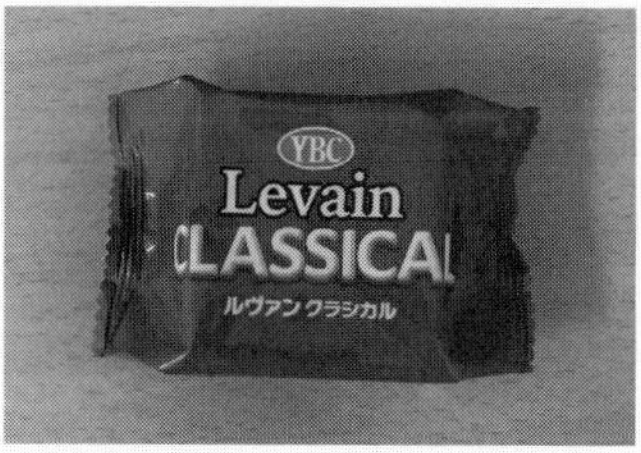

◎クラッカー

18:00 夕食

食前に血糖値測定、インスリン注射

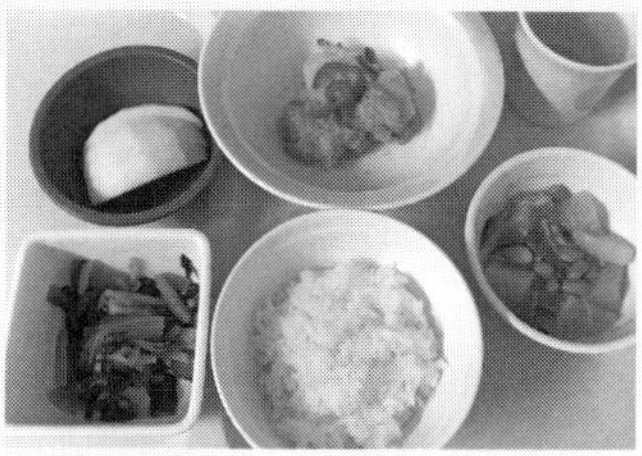

◎ご飯140ｇ
◎鶏の香味だれかけ
◎大根の中華風煮物
◎青梗菜中華あえ
◎リンゴ

20:00 分食

食前に血糖値測定

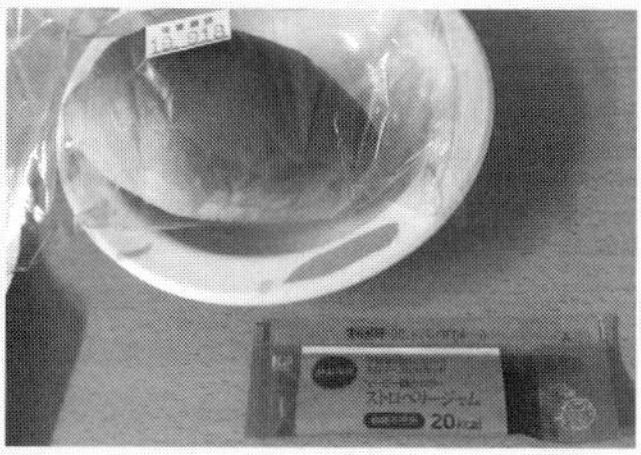

◎ロールパン
◎いちごジャム

22:00

血糖値測定、インスリン注射

いかがでしょうか？　肉も魚もかけらほどしかなく、そのくせご飯はたっぷりです。おなかの中の赤ちゃんともども、栄養不足で元気を失いそうな食事内容としか言いようがありません。これでは妊婦さんもおなかがすいて毎日がつらくなってしまいます。

妊娠糖尿病患者さんの食後血糖値の上昇を抑えるために、一般的な病院では、先のような1日3回のカロリー制限食の間に「分食」を取って、4回、もしくは6回に食事を分け、1回に取る食事の量を少なくすることで、血糖値の上昇を防ぐという方法があります。総カロリーに変わりはありません。妊娠糖尿病患者さんから聞いた某総合病院で出された分食の内容は、驚いたことに次のようなものでした。

10時：柿の種　1袋
15時：カップラーメン　ミニサイズ
20時：アイスクリーム

驚く方も多いと思いますが、実話です。他にもよく聞く分食には、おにぎり、クッキー、サンドイッチ、果物、加糖ヨーグルト、クラッカー、焼き芋など、糖質の多い食品が大半を占めています。

なぜ、このような内容になるかというと、カロリーは通常の摂取基準よりも約１０００ｋｃａｌも少ない１６００～１８００ｋｃａｌへと変更しますが、カロリー比率の「たんぱく質２：脂質２：炭水化物６」は変わらない管理を行うためです。そのため、炭水化物はしっかりと摂取し、たんぱく質・脂質が多く含まれるおかずが減ってしまう献立となるのです。低カロリーにするためには炭水化物が増えます。従って、高糖質な食事になり、血糖値を高くさせます。分食にしても同じです。

結果、当然ながら、多くのケースで血糖値は改善しません。どうなるのかというと、食後２時間の血糖値が１２０㎎／dlを超えたらインスリンでの治療が始まるのです。

つまり、現行の管理では、

① 炭水化物６割が推奨される栄養バランスの矛盾

② 糖尿病・妊娠糖尿病のカロリー制限による血糖管理には科学的根拠がない（後述します）

という２点を考慮していない内容となるため、食事指導・血糖管理に大きな矛盾が生じてくるのです。

インスリンで妊婦の肥満、巨大児になるリスクが増す

先に、妊娠糖尿病とは、インスリンが分泌されているにもかかわらず、そのインスリンが効かないために血糖値が上がってしまう状態だと説明しました。つまり、妊娠糖尿病患者さんへ外からインスリンを投与しても、血糖値の改善効果はあまり期待できません。必然的に、インスリンを使う量はどんどん増えていきます。

すると、次のようなことが起こります。

①インスリン抵抗性の上昇

②妊婦の肥満

③胎児の巨大化

④低血糖のリスクが高まる

インスリンは「肥満ホルモン」とも呼ばれ、血糖値を下げると同時に中性脂肪を蓄

える働きを持っているため、結果、**インスリン注射を打てば打つほど肥満になってしまいます。そのため、妊婦さんにとっては精神的に非常につらい状況となります。**

さらに、妊娠後期になるとインスリンの効きの悪さはさらに増大するため、投与量がどんどん増えていく……という悪循環に陥ります。

母体の肥満の影響は胎児も受けますから、４０００g以上の巨大児となる確率が高まります。すると、経腟分娩が困難となり、早期に誘発分娩、帝王切開になる可能性も出てくるのです。

また、低血糖のリスクも高まります。低血糖は炭水化物を食べないことで起きるのではなく、インスリン注射などによって、血糖値が急激に下がることで発症するケースがほとんどなのです。

インスリンの投与には、このようにさまざまなリスクが伴います。大事な赤ちゃんがおなかの中にいる妊婦さんなら「そんなリスクのある薬は使いたくない！」というのが自然な感情だと思います。

私も同じように思っていました。だから、インスリンに頼らないで妊娠糖尿病の患者さんが無事に出産できる、糖質制限による血糖管理を始めたのです。

そしてそれは、冒頭でお伝えした通り、驚くほどうまくいっています。

そのため、従来治療に矛盾を感じた賢い妊娠糖尿病の妊婦さんたちが、拙著を読んで、当院に章の冒頭のような問い合わせをしてくるわけです。

妊娠糖尿病は食事で管理できる

では、次から具体的な症例を挙げて、当院の妊娠糖尿病の管理について詳しくお話ししていきましょう。

初めての妊娠で当院を受診されたDさんは、糖尿病家系ということもあったのか、妊娠中期の50gチャレンジ試験で妊娠糖尿病3ポイント陽性と診断されました。そのため、4日後に75g経口糖負荷試験を行った結果が次ページです。

私のクリニックでは、妊娠糖尿病と診断された場合、まず実践してもらうのが持続血糖測定器「フリースタイルリブレ」をつけてもらうことです。

500円玉大のセンサーを腕に装着し、そのセンサーによって24時間、最大2週間連続で血糖値を測定する装置です。

以前の血糖測定器は指先から針で血液を採り、1日計7回ほど測定することが一般的でした。しかし、このリブレが登場してからは、一度センサーを装着すると2週間

[症例1]	Dさん・27歳 3ポイント陽性妊娠糖尿病のケース 初産婦　非妊娠時の体重45kg
B　M　I	18.4
家　族　歴	父(高血圧症)　母(糖尿病) 姉(妊娠糖尿病→インスリン療法での治療歴あり)
妊娠中期(24週)の50gチャレンジ試験の血糖値216mg/dl(基準値140mg/dl)→4日後、再検査。	
空腹時血糖	105mg/dl(基準値92mg/dl)
1 時 間 値	229mg/dl(基準値180mg/dl)
2 時 間 値	192mg/dl(基準値153mg/dl)
ヘモグロビンA1c5.6%、フェリチン7.0ng/ml	

連続的に血糖値を測定してくれるため、1日を通した食事内容によって、どのような血糖変動が行われているかが、寝ている間も含めて全て分かります。

また、指先から血液を採る際の痛みもなくなり、妊婦さんにとっても身体的、精神的ストレスが軽減されるというメリットがあります。

当院ではリブレを装着後、1週間程度は普段通りの食事をあえてしてもらい、その後、栄養指導を行うようにしています。その前後の血糖値の違いがリアルタイムで「見える化」されることで、何を食べたら血糖値が上がり、何を食べたら下がるのかについて患者さん自身が深く理解し、食事に対する意識が大きく変容します。

Dさんにも診断後すぐにリブレを装着してもらいました。その後にどんな変化が見られたかは、次ページのグラフによく表れています。

リブレをつけた当初のグラフ①を見ると、糖質量を意識して市販の少し味の付いた低糖質パン(ブランパン)を選んではいますが、ご飯や麺、甘いデザートも摂取していました。そのため、食後血糖値が180㎎/dlを超えたり、1日を通して血糖値の

グラフ①

血糖測定器・リブレ装着直後の血糖値の変化（妊娠26週）

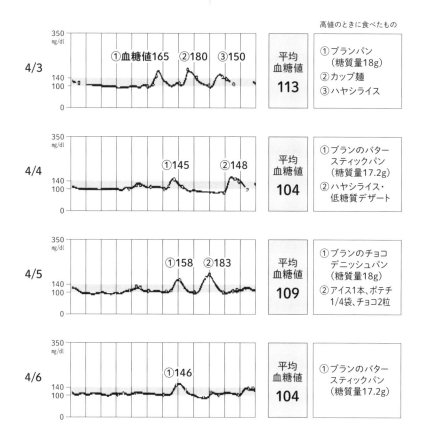

高値のときに食べたもの

4/3

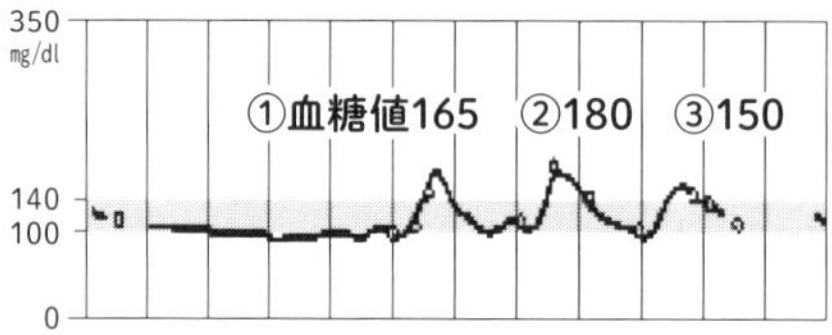

平均
血糖値
113

①ブランパン
（糖質量18g）
②カップ麺
③ハヤシライス

4/4

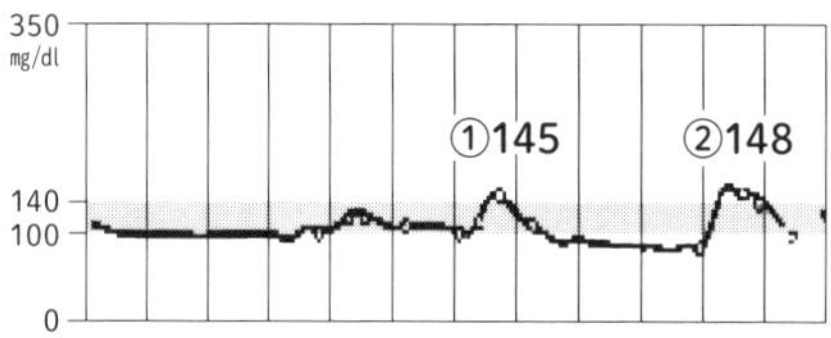

平均
血糖値
104

①ブランのバター
スティックパン
（糖質量17.2g）
②ハヤシライス・
低糖質デザート

4/5

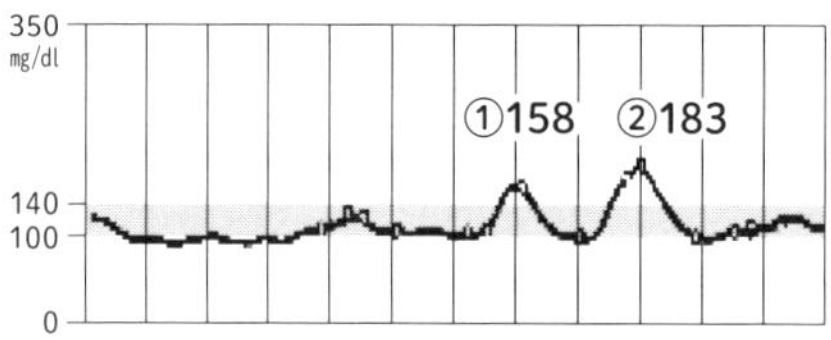

平均
血糖値
109

①ブランのチョコ
デニッシュパン
（糖質量18g）
②アイス1本、ポテチ
1/4袋、チョコ2粒

4/6

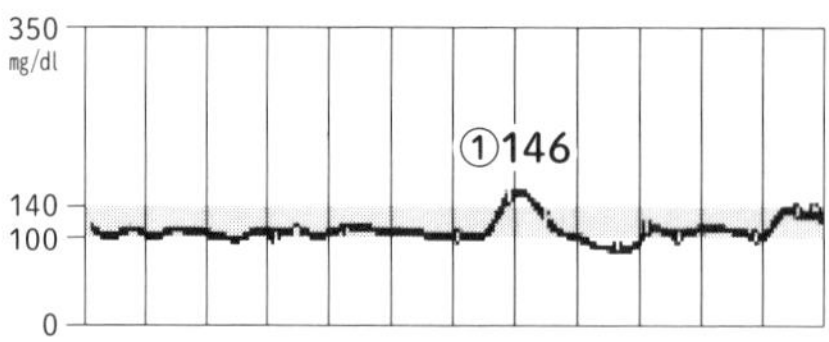

平均
血糖値
104

①ブランのバター
スティックパン
（糖質量17.2g）

グラフ②

リブレ装着から6週間後（妊娠32週）

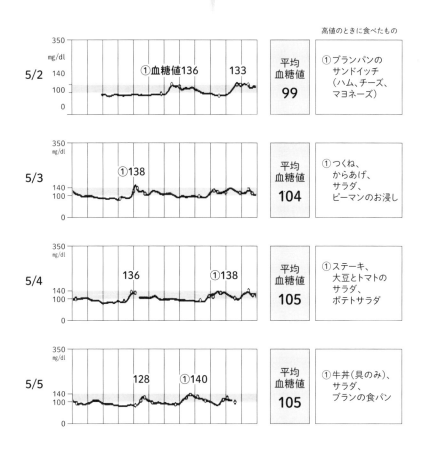

高値のときに食べたもの

5/2

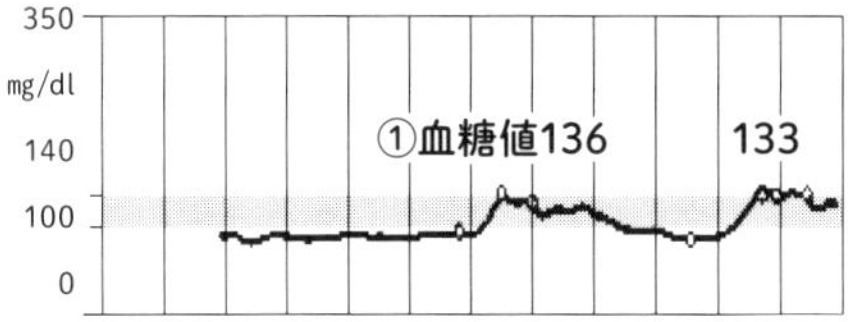

平均血糖値 99

①ブランパンのサンドイッチ（ハム、チーズ、マヨネーズ）

5/3

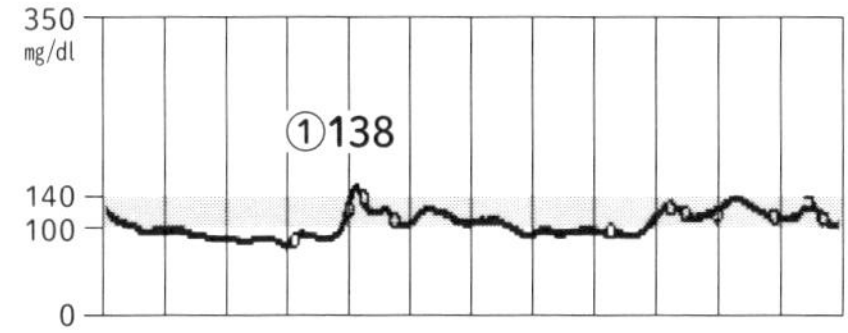

平均血糖値 104

①つくね、からあげ、サラダ、ピーマンのお浸し

5/4

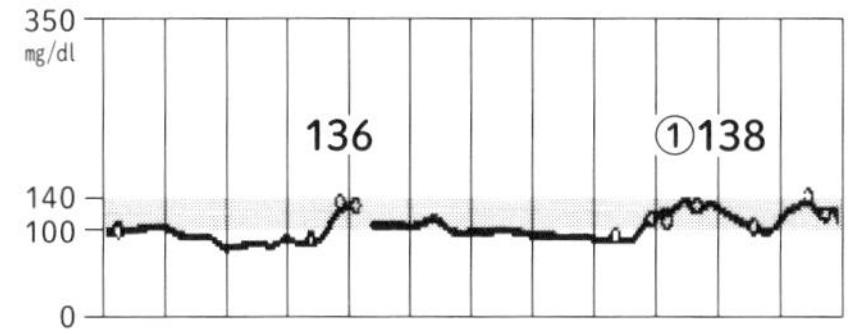

平均血糖値 105

①ステーキ、大豆とトマトのサラダ、ポテトサラダ

5/5

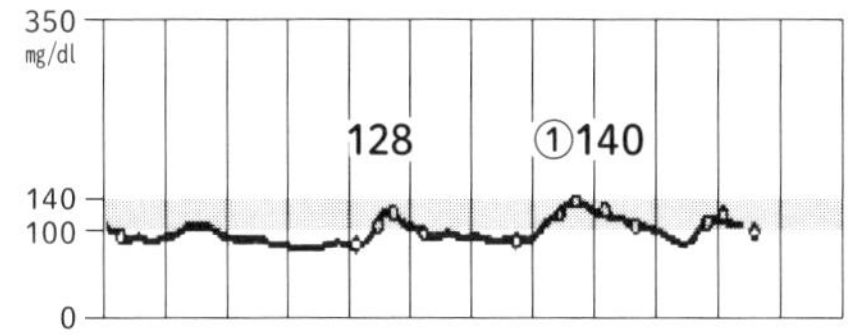

平均血糖値 105

①牛丼（具のみ）、サラダ、ブランの食パン

変動幅の大きな波が、多いときで3回生じているのが、グラフ①（220ページ参照）から見て取れます。

その後、「高たんぱく質＋糖質制限」の栄養指導を実施してからの様子が、グラフ②（221ページ参照）です。肉や卵など、たんぱく質や脂質の多いメニューでは血糖値が急激に上がることもなく、糖質の少ない食事を続けていると、血糖値は低値で安定することがはっきりと数値で表れています。

カロリーを1000kcalも削るカロリー制限食と違って、たんぱくリッチ食は肉や魚、野菜などをおなかいっぱい食べることができるので「とても楽だった」と、Dさんは話していました。この方は、出産までリブレと食事で血糖管理し、無事に2860gの元気な赤ちゃんを出産されました。

つまり、妊娠糖尿病は、薬に頼らずとも食事を変えるだけで改善可能ということです。おなかいっぱいおいしい食事をしながら、インスリン注射を使うことなく、しっかり管理をすることができます。

妊娠糖尿病を糖質制限で管理した場合の将来像

当院では、「高たんぱく質＋糖質制限」の栄養指導で、２０１４年から妊娠糖尿病を食事だけで管理することを行ってきました。

私が妊娠糖尿病という病気を管理することに、こんなに真剣に取り組むようになった理由は、先にもお伝えした通り、妊娠糖尿病の罹患歴がある70％の方が将来糖尿病になるといわれているからです。私が本書で、糖質制限による妊娠糖尿病の管理を強くお勧めする理由は、「高たんぱく質＋糖質制限」食を実践することで、多くのお母さんたちが、将来的に糖尿病になるリスクを低減することができると確信を持っているからです。

実際、**当院では妊娠糖尿病だった方が出産後、糖質制限を緩やかでも継続することで、妊娠糖尿病が改善し、2回目の妊娠の際は発症しないケースが続出していました。その改善率は88％、実に9割です。**

通常、妊娠糖尿病の妊婦さんは、産後は耐糖能が改善して血糖値に問題がなくなりますが、再び妊娠したときに、多くの方がまた妊娠糖尿病になることが知られています。つまり、当院の栄養指導における「妊娠糖尿病改善率9割」というのは、突出して改善効果が高いということです。

そこで、私はその成果についてまとめ、２０１７年12月、日本糖尿病・妊娠学会で発表することにしました。その内容は、次のようなものです。

前回妊娠糖尿病の診断を受けた妊婦さんの73％が、今回の妊娠で0ポイントとなり、妊娠糖尿病と診断されなくなりました。ポイントが改善したケースは88％です。

数値の改善が見られなかった方は、前回の出産後に気持ちが緩み、糖質ばかり取ってしまっていたことから改善しなかったケースです。**糖質制限食を継続していた方は、全員が改善に至っています。**

当院では、第2章でお伝えした通り、健康な妊婦さんにもたんぱくリッチな食事を指導していますが、妊娠糖尿病・糖尿病合併妊娠（糖尿病を非妊娠時より発症してい

2ポイント陽性から0ポイントに改善したケース

症例	前回 出産年齢	今回 出産年齢	前回 診断時	前回 ポイント	今回 ポイント	糖質制限 継続状況
Aさん	30歳	33歳	初期	2P	0P	糖質制限 継続
Bさん	33歳	36歳	中期	2P	0P	同上
Cさん	39歳	40歳	中期	2P	0P	同上
Dさん	31歳	33歳	中期	2P	0P	同上
Eさん	34歳	36歳	中期	2P	0P	同上
Fさん	26歳	28歳	中期	2P	0P	同上

「2年間は糖質に注意した食事を続けてきました。ご飯が大好きだったけど、今は半分以下にしています。ダイエットもできて体調も良くなり、とても快適です。食事の大切さがよくわかりました」（Eさん）

「最初のお産後は、緩い糖質制限とたんぱく質を増やした食事を子どもといっしょに続けてきました」（Fさん）

1ポイント陽性から0ポイントに改善したケース

症例	前回 出産年齢	今回 出産年齢	前回 診断時	前回 ポイント	今回 ポイント	糖質制限 継続状況
Hさん	40歳	41歳	初期	1P	0P	糖質制限継続
Iさん	30歳	32歳	中期	1P	0P	同上
Jさん	26歳	28歳	中期	1P	0P	同上
Kさん	29歳	31歳	中期	1P	0P	同上
Lさん	30歳	35歳	中期	1P	0P	同上

2ポイント陽性が1ポイントに改善したケース

症例	前回 出産年齢	今回 出産年齢	前回 診断時	前回 ポイント	今回 ポイント	糖質制限 継続状況
Mさん	32歳	34歳	中期	2P	1P	
Oさん	33歳	36歳	中期	2P	1P	

変化なしのケース

症例	前回 出産年齢	今回 出産年齢	前回 診断時	前回 ポイント	今回 ポイント	糖質制限 継続状況
Pさん	33歳	36歳	初期	2P	2P	普通食
Qさん	28歳	30歳	中期	1P	1P	普通食

た方）のケースでは、たんぱくリッチな食事に加え、より厳格な糖質制限を勧めています。

しかし、このように〝厳格な〟と言っても、人それぞれに血糖値の様子やライフスタイルに合わせて、個別に糖質量を決めていくことを実践しています。その結果、妊婦さんもストレスや問題を抱えることなく健康な赤ちゃんを出産し、産後も元気に過ごしています。

ところが、従来の妊娠糖尿病の治療のもとで妊娠・出産をしたお母さんたちの話を聞くと、厳しいカロリー制限のもと、196ページで紹介した入院食のような、貧しい食事にいつもおなかをすかせながらインスリン注射を打っていたといいます。しかもインスリンの効きが悪いためにその量はどんどん増え、その影響から胎児が巨大化して経膣分娩が困難になり、帝王切開で出産した――なんてケースは枚挙にいとまがないほどです。

糖質制限で管理した子どもの予後について

先のような学会報告をしていると、従来治療しか知らない医療関係者たちから「ケトン体が出ていたら、子どもの予後が悪い」「知的発達が遅れたり、奇形児が生まれたりするぞ」などと、よく怒鳴られました。それは、ある一つの論文に内科医、産婦人科医が洗脳されていることが原因です。

その論文は、1991年にアメリカのノースウェスタン大学のトーマス・リッツオ博士らが発表したもので、母体のケトン体が高値の場合、2~5歳児の知能指数に低下がみられたというものです。ちなみに、この論文で高値といっているケトン体は「180μmol/L」です。しかし、序章でもお伝えした通り、私たちの調査によって、**そもそも妊婦さんも胎児も新生児も臍帯血も、ケトン体は高値であることがわかっています**（80ページ参照）。

胎児の脳が作られる妊娠初期に、つわりのある妊婦さんのケトン体値は3000μmol/Lを超えますし、正常分娩の胎盤も同じぐらいありますし、生まれて4日目の新生児のケトン体値は平均で２４６・５μmol/Lあります。

これを考えたら、１８０μmol/L程度のケトン体値で知能指数が下がるということはあり得ません。ほぼ全ての赤ちゃんの知能指数が下がることになってしまいます。

しかしながら、日本の糖尿病治療に係わる医師のほとんどが、この論文の全文を読んでいるわけではなく、結果だけを信じて判断している現状があります。

25年以上前のこの論文以降、ケトン体が、重症てんかんの治療に有効であること、そして、**２０１６年には厚生労働省がケトン食を難治性てんかんの保険適用食に認定したことなど、ケトン体への認識は大きく変化しています。**ところが、全く認識が変わらない糖尿病治療や産婦人科の医師がたくさんいて、妊婦からケトン体が出ると大騒ぎをするのですから、驚くばかりです。

妊娠中絶を免れた子どもたち

あまり知られていないのですが、**重症の糖尿病の女性が妊娠をすると、医師から「諦めなさい」と人工妊娠中絶を勧められるケースがよくあります。**

私はこれは、従来の間違った糖尿病治療とケトン体への無理解が生んだ、最も大きな悲劇だと思います。

学会発表で紹介した、妊娠時に1型糖尿病であることが分かったAさんも、同じく2型糖尿病が分かったBさんも、同じ大学病院の医師から中絶を勧められたといいます。

ヘモグロビンA1cが10%以上の方のほとんどは「奇形児が生まれたり知的発達が遅れたりする」と医師から言われて、泣く泣く中絶しているのです。中には中絶を繰り返し、二度と子どもを望めなくなってしまった方もいます。

Ａさんも Ｂさんも「子どもを中絶するということは絶対できない」と考えて、その大学病院に行くことをやめ、インターネットや友人の紹介で、当院へ来院しました。もちろん２人ともインスリンを使うことなく、たんぱくリッチ食で問題なく血糖値を下げ、無事に元気な赤ちゃんを産みました。その子たちもすこぶる発達が良く、体力も知的発達も抜群の元気な子に育っています。

糖尿病を理由に第１子、第２子共に中絶して、３回目の妊娠のときに当院にたどり着き、母子共に無事に出産した方もいます。

インターネットでこうした情報が広まるようになったおかげで、当院へ駆け込んで悲劇を免れる妊婦さんたちが増えたことは、私は非常に喜ばしいことだと常に感じます。食事療法の普及で、日本のみならず、糖尿病がありながらも無事に出産に至った方は、ドイツ、フランス、アメリカ、中国など、世界中に広がっています。

「糖質制限で生まれた子の予後はどうなるか、知的発達の遅れた子が生まれたらどうする、責任を持て」

そう私を責め立ててくる糖尿病治療の権威といわれるような先生もいました。こういう先生方は、今まで自分が行ってきた糖尿病管理の下で生まれてきた子に異常があったと言っているのです。当院でこれまでに糖質制限の管理の下で、育っている子たちのことではありません。

先の「母体のケトン体高値で有意に知能指数が下がった」という子どもたちも、今までの糖尿病治療法の下で表れた結果です。

病院で人工妊娠中絶を勧められ、中絶させられた妊婦さんがその後どうなったのかを、中絶をすすめた先生たちは把握しているのでしょうか？　その後妊娠できなくなった女性に、責任を持てるのでしょうか？　糖質制限を批判する前に、妊娠中絶という選択肢しかない現状について、本当にそれでいいのかを考えてほしいのです。

糖尿病専門医の下で長年管理されてきた方の場合、薬剤の多用などによって血糖管理が複雑になり、改善も管理もかなり難しいということもあります。

糖質制限治療のパイオニアである釜池豊秋先生が、糖尿病患者に「医者にかかってはいけない」と言われた言葉は、名言だと思います。

少なくとも「高たんぱく質＋糖質制限」で管理すれば、中絶する必要は全くありま

せん。妊娠で、初めて発見された糖尿病妊婦さんほど、直ちに改善します。

当院ではどのお母さんからもたくましくて、元気で、落ち着いた素敵な子たちが育っています。いずれ、まとめて報告したいと思いますが、素晴らしい結果が続々と得られています。

私は先のような発表をこれまで幾度も学会で行ってきましたが、このことを理解してくれる病院は、まだほんの一部という現状があります。

しかし、一部の産婦人科医からは「今まで疑問に思っていた管理の謎が解けました」「私も妊婦さんにこの方法でやってみます」とメールを頂いたこともあります。

さらに、最近ではケトン体ががんの治療や予防、認知症の改善などに効果があるという、さまざまな分野の先生たちによって、新たなケトン体の知見の発表が増えてきました。ケトン体に対する考え方は、現在大きく変貌し始めています。

私が世界で初めて発見した「胎児のケトン体が高値」という事実は、今後の世の中にとって、栄養学や医療の根本が大きく変化していくヒントになるのではないかと予想しています。

科学的根拠がない「カロリー制限食」

これまでに「カロリーは関係ない。気にしなくてＯＫ」と繰り返しお伝えしてきました。そうはいっても、これまでに散々「カロリーが高い食事は太る」とか、血糖値に問題がある人は「カロリー制限をしましょう」と聞かされてきたので、なかなか受け入れ難いかもしれません。

そこで、カロリーをもとにした「カロリー制限食」がいかに当てにならない非科学的なものであるか、改めて説明しておきたいと思います。

日本糖尿病学会の『糖尿病治療ガイド２０１８ - ２０１９』では、次のようなカロリー制限食（エネルギー制限食）を推奨しています。

- 男性の１日の総摂取カロリー：１６００〜２０００ｋｃａｌ以内
- 女性の１日の総摂取カロリー：１４００〜１８００ｋｃａｌ以内

これは厚生労働省が示す、一般健常者の食事摂取基準よりも著しく低い設定になっていて、1965年から変わっていない数値です。唯一、日本糖尿病学会がガイドラインで決めている、糖尿病患者に対する食事法が、このカロリー制限食（エネルギー制限食）です。

ところが、このエネルギー制限食は糖尿病改善の期待がもてないことを示唆する、科学的な指摘が、近年になって続々と現れてきたのです。

北里大学北里研究所病院糖尿病センター長の山田悟医師らは、エネルギー制限食についての論文の調査・分析を行った結果、2017年6月時点では、エネルギー制限食を支持する論文は全く存在せず、糖質制限食には短期であれ、複数の支持する論文が存在することを明らかにしました（Nutrients 2018;10:E1080）。

山田悟先生は、次のような論文を例に挙げています。

① 国立健康・栄養研究所からの報告で、日本人2型糖尿病患者のエネルギー消費量を二重標識水法という精細な方法で検討したところ、健常者と全く同じであるこ

とが判明（糖尿病患者と健常者のエネルギー消費に違いはないから制限しても意味なしということ）。

（J Diabetes Investig 2018　8月30日オンライン版）

② 欧州糖尿病学会は「ＢＭＩ25未満の糖尿病患者にはエネルギー摂取量の処方は不要」（Nutr Metab Cardiovasc Dis 2004;14:373-394）と結論。

③ 米国の研究（Cell Metab 2019;29:231-233）において、妊娠糖尿病患者と正常な妊婦のエネルギー消費量を二重標識水法という方法で調べたところ、両者に差がないことから「妊娠糖尿病の治療としてエネルギー制限に意味がない」ことも判明。

いかがでしょうか？　国内外からこれだけの科学的な裏付けのある指摘があるにもかかわらず、日本糖尿病学会のガイドラインではいまだ糖尿病患者にカロリー（エネルギー）制限を課しているというわけです。

当院のたんぱくリッチな妊娠糖尿病治療食

論より証拠として――次に、当院の妊娠糖尿病がある妊婦さん用の入院食の一部を紹介します。カロリーはあまり気にしない、たんぱく質たっぷりの低糖質献立です。

他院から移ってきた妊婦さんからは「こんなにたくさん食べてもいいんですか！」と驚かれる量と内容です。ぜひ、２１０ページで紹介した、従来の糖尿病治療で推奨されている「カロリー（エネルギー）制限食」と見比べてください。

これだけの量を食べても血糖値は上がりませんし、それどころかインスリンもなしで良好な血糖管理ができています。

当院の「高たんぱく質＋糖質制限」妊娠糖尿病食

1日糖質70g以内、たんぱく質95g!

8:00 朝食

糖質：15g　たんぱく質：27g　脂質：29g　鉄：2.6mg
食前、食後にリブレで血糖値を測定

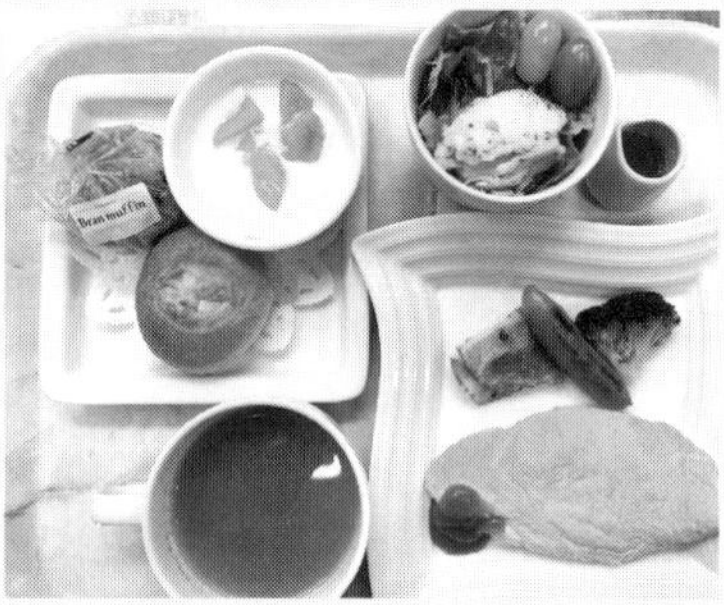

◎チーズオムレツ
◎ソーセージ&ベーコン
◎チキンサラダ
◎ミネストローネ
◎おからマフィン
◎低糖質チーズパン
◎ヨーグルト

12:00 昼食

糖質：35g　たんぱく質：38g　脂質：9.8g　鉄：14.4mg
食前、食後にリブレで血糖値を測定

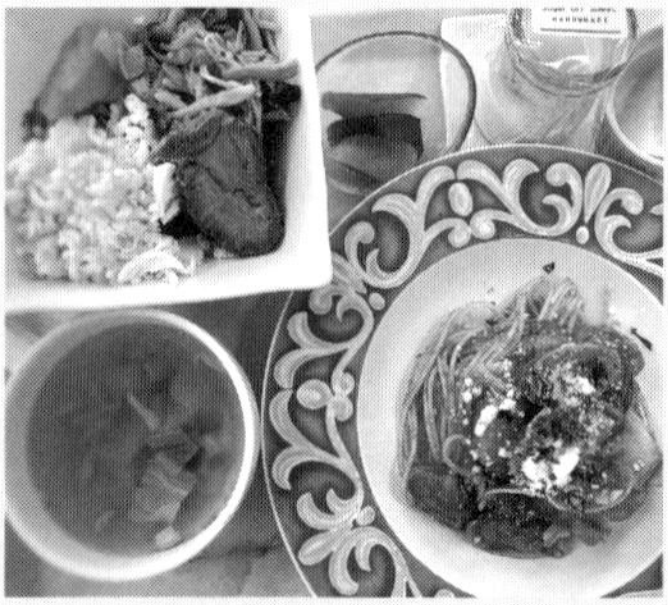

◎魚介のトマトソースパスタ（低糖質パスタ）
◎サラダ
◎コンソメスープ
◎パンナコッタ（低糖質）
◎果物（グレープフルーツ）

15:00 おやつ（補食）

クッキー各種（１個当たり）：糖質1.2g

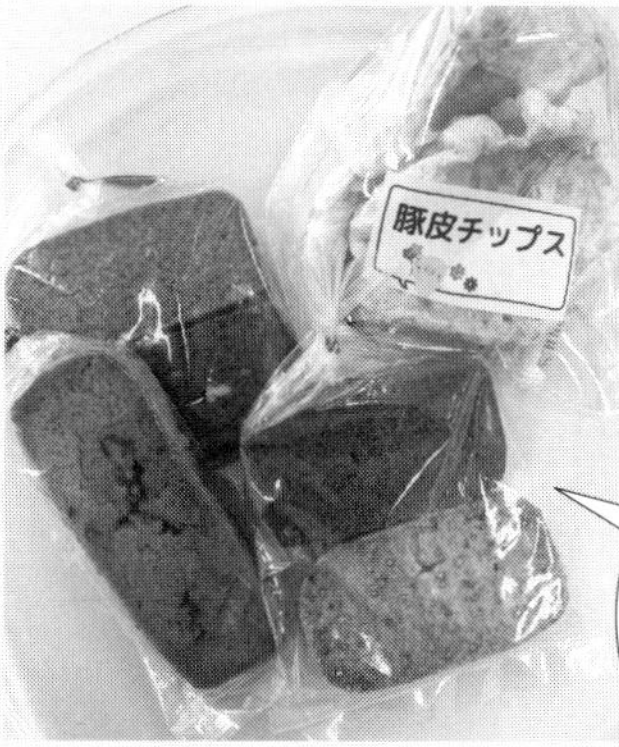

◎低糖質クッキー５種類（ごま味・クランベリー味・ココナッツ味・ココア味・抹茶味）

◎豚皮チップス　糖質ゼロ

当院専属
パティシエお手製！
低糖質ケーキの
ときも

18:00 夕食

糖質：15g　たんぱく質：30g　脂質：25g　鉄：1.7mg
食前、食後にリブレで血糖値を測定

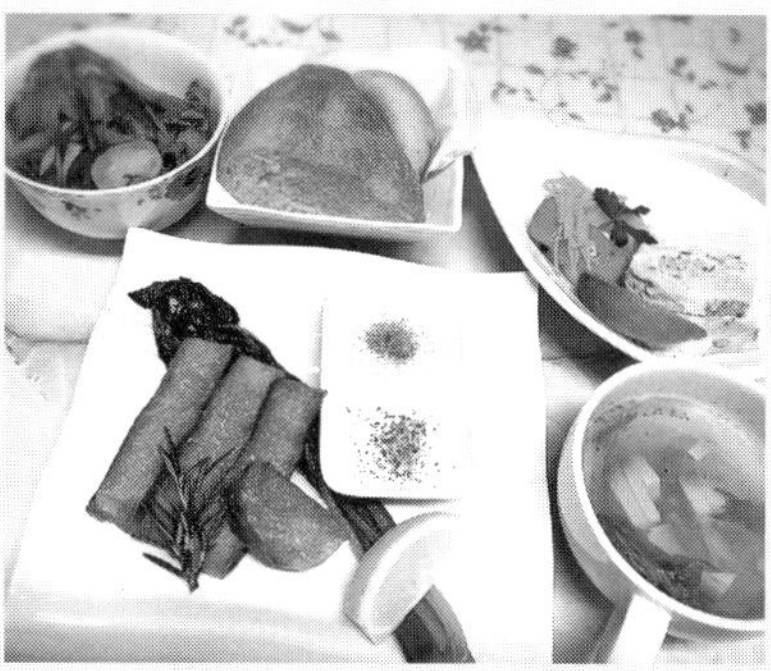

◎尾崎牛のステーキ

◎豚肉のテリーヌ

◎ローストビーフサラダ

◎アボカドスープ

◎手作り低糖質パン

妊娠糖尿病の「高たんぱく質＋糖質制限」食

妊娠糖尿病患者さんの場合も、基本的には１６６ページから詳しくご紹介したたんぱくリッチ食と同じ内容です。ただし、血糖値に問題がない妊婦さんよりも1日に取っていい糖質量は少なくなります。

健常妊婦さんの場合、１日の糖質摂取目安は１３０から１５０g程度ですが、妊娠糖尿病妊婦さんの場合は血糖値や体重コントロールや、１〜３ポイント陽性などの個人差に合わせて、60〜１００g程度が目安になります。

制限のターゲットは主食と砂糖です。主食は1回に半膳にしたり、市販の低糖質パンや低糖質麺、こんにゃく米などを併用しましょう。しばらくすると主食なしに慣れてきます。

甘いものは原則禁止としますが、エリスリトールなど血糖値が上がらない甘味料はＯＫです。ストレスがたまらない程度に楽しんでください。

そして重要なのが、やはりたんぱく質です。**たんぱく質は1日に50〜75g以上が理想です。肉、卵、魚などをこれまでの倍量食べることを意識して、糖質を減らした分のエネルギーをしっかり取ってください。**

動物性たんぱく質を意識的に取っていれば、脂質も自然と摂取できます。脂の乗ったお肉も食べてOKです。カロリーは前述のようにさほど気にすることはありません。

そして引き続き、**鉄は赤身肉や貝類などを食べると同時に、サプリメントや鉄剤からの摂取をお勧めします。**鉄をしっかり取るとエネルギー代謝が正常化するので、甘いものが自然と欲しくなくなるため、糖質制限のサポートに役立ちます。

具体的な食材や献立、量については48ページの妊娠糖尿病妊婦さん用の献立を参考にしてください。おいしいものをおなかいっぱい食べて、赤ちゃんに栄養をしっかり届けてあげましょう。

患者さんたちと私の問答集

本章の冒頭で取り上げた、全国から届いた妊娠糖尿病患者さんのご相談について、私がお答えした内容をご紹介しましょう。他の相談例と回答についても参考にしてください。

鹿児島県在住・30代の妊婦さんの場合

糖質制限をしているのですが糖負荷試験ですごい数値が出て……すぐ入院して、**インスリンの打ち方を練習しましょうと言われました。**どうしたらいいのでしょう……普段の血糖値は低いのに、インスリンを打たないと駄目ですか？

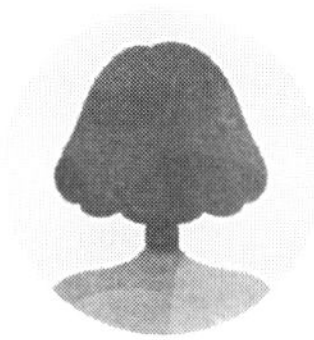

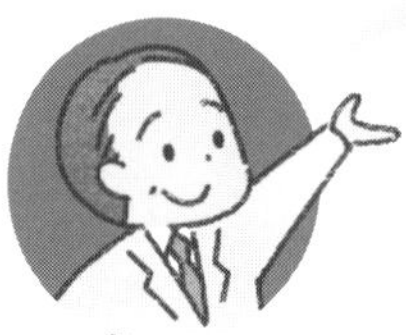

糖負荷試験は、検査の前３日間は１日150gくらいの糖質を取っている状態で行うことになっています。糖質制限食が広く知られて、皆さんが実践している今は、あなたのように、糖質を取らないで負荷試験をしてしまうことで、極めて高い値が出てしまうことがあるのです。

え！　私は妊娠糖尿病じゃないということですか？
ではなぜインスリンを打つように指導されるのでしょう……。

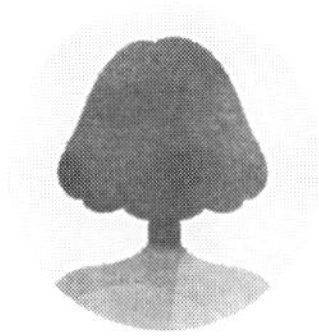

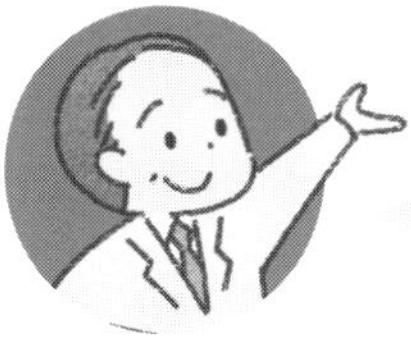

糖尿病専門医はそういうメカニズムを知らない先生が多いので、驚いて重症の糖尿病と間違えてしまうことがよくあるんです。

そうなんですね……注射も入院もしたくないのですがどうすればいいのでしょうか？

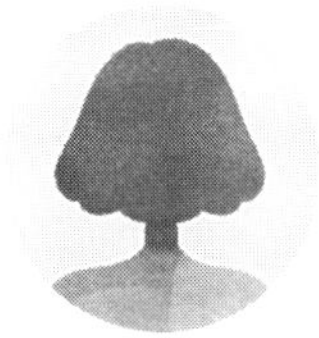

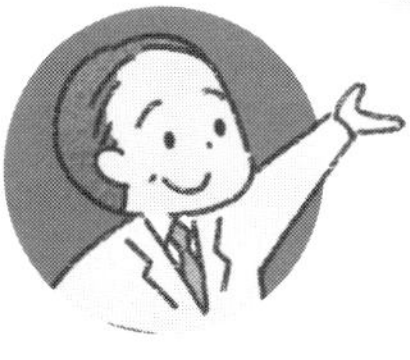

不本意だとは思いますが、検査前に糖質を多少摂取してから糖負荷試験をもう一度やれば、基準値内の数値が出るでしょう。とはいえ、もう１回検査を行うのは苦痛でしょうから、できればその医師に話をして理解してもらいましょう。

埼玉県在住・20代の妊婦さんの場合

糖負荷試験で１ポイント陽性と言われ、うちのクリニックでは継続は厳しいため、通うのに１時間かかる大学病院に行くように勧められました。**そんなに重症なのでしょうか？**

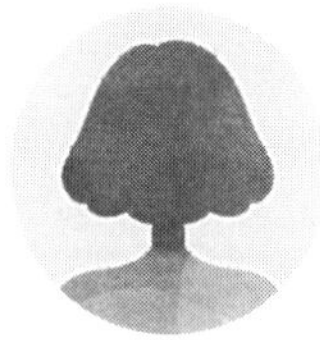

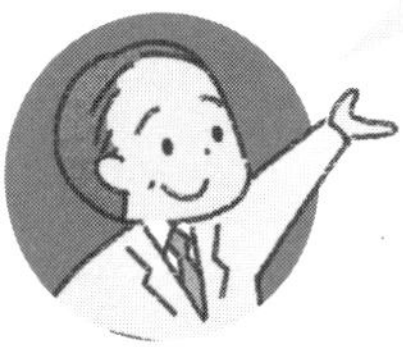

いえいえ、１ポイント陽性くらいならあまり問題はないのですが、今はそれでも妊娠糖尿病という診断になります。1時間値が高いのは問題なくて、２時間値が高いのは少し心配、という程度です。

重症じゃないなら、これまで通り、最寄りの病院へ通いたいのですが……。

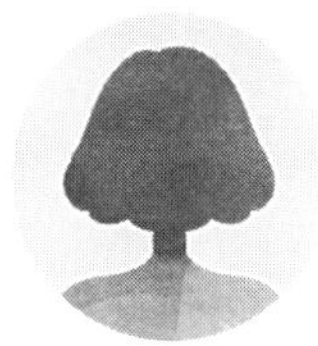

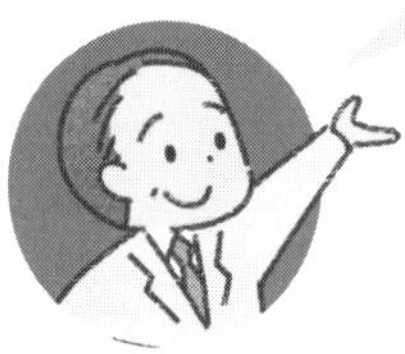

どのみち軽症ですから、食事で頑張りますと言って、何とか転院をしないで経過を見てもらいましょう。糖質制限で血糖値が正常化すれば、近くのクリニックに戻してくれると思いますよ。

大阪府在住・30代の妊婦さんの場合

妊娠糖尿病と診断されて、毎日40単位のインスリンを３回打っています。なのに、血糖値が下がりません。**低血糖にならないように、ご飯をたくさん食べなさいと言われますが、どんどん体重が増えてきて、インスリンも増えています。**どうしたらいいのでしょうか……？

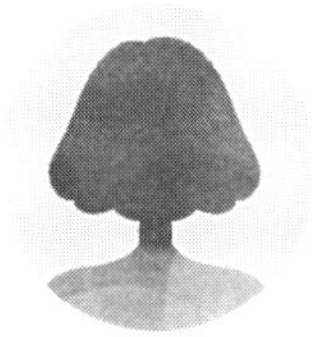

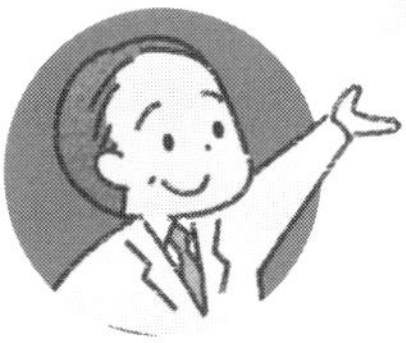

困りましたね。インスリンは血糖値を下げる働きをしますが、妊娠するとその働きが弱くなるので効きづらくなります。
そのため、少しご飯を減らして、その分インスリンを減らしたらうまくいくはずです。

逆にご飯をもっと食べなさいと指導されているのですが……。

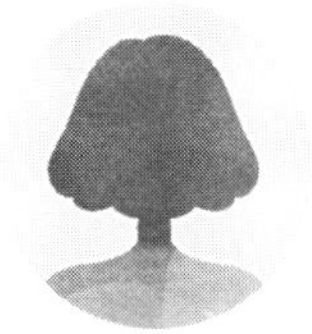

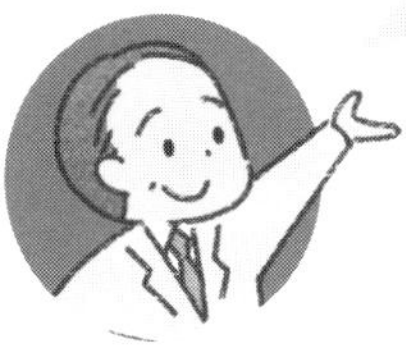

糖質制限に理解のある医師を見つけて「カーボカウント」という方法をとるのが一番いいと思います。毎食の糖質の量を測る食事療法です。摂取する糖質量に合わせてインスリン量の調節ができます。あるいは、糖質制限をするときには、食前にインスリンを打つのではなく、食べた後に血糖値を見ながらインスリンを打つ方法に変えるといいと思いますよ。

30代の糖尿病の女性の場合

数年前から糖尿病を患い、ヘモグロビンＡ１ｃは7.2％です。現在、経口薬で治療中です。中性脂肪も高くてこちらも投薬治療をしています。妊娠を望んでいますが担当医からの許可が下りません……が、時間が残されていないので焦っています。治療をしながら妊娠はできるのでしょうか？　私は赤ちゃんを望むことは不可能なのでしょうか？

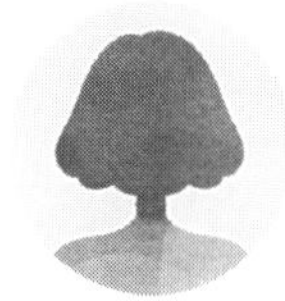

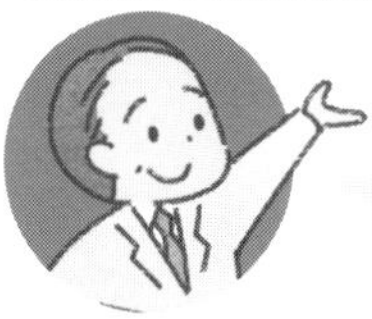

大丈夫です、当院ではヘモグロビンA1c9.0％でも妊娠可能です。ちなみに年齢はおいくつですか？

ええ！　ヘモグロビンA1c9.0％でも可能なんて驚きです……担当医から最低でも６％にしないと駄目と言われたので……。私は現在37歳で夫が49歳です。

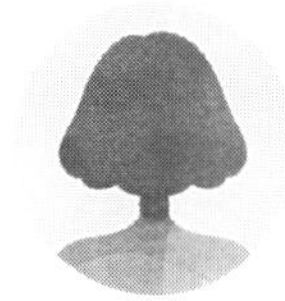

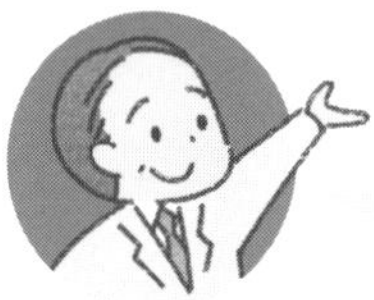

肉食へスイッチすればすぐに血糖値は下がります。たんぱくリッチ食で、薬なしで出産できます。

でも……肉をたくさん食べると中性脂肪の数値が高くならないでしょうか？

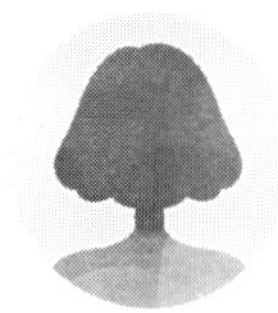

肉類や卵をたくさん食べても血液中の中性脂肪に影響はありません。もし肉食で上がった場合でも、空腹時に下がるならすぐに体を動かすためのエネルギー源として消費されている脂肪ということなので心配無用です。
また、糖質制限をすると、エネルギー源として中性脂肪がどんどん消費されるので数値は下がります。だから高たんぱく質＋糖質制限がベストなんです。
ご主人もぜひ一緒に始めてください。たんぱくリッチ食で精子の質が良くなって、妊娠の可能性も上がります。

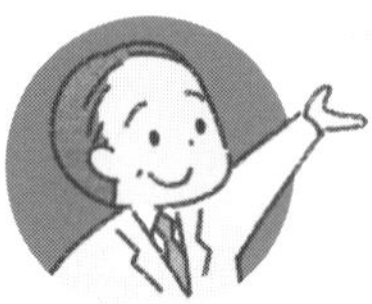

20代の妊婦さんの場合

妊娠前から主食抜きの糖質制限をしていました。中期の糖負荷試験で妊娠糖尿病と診断され、現在管理入院中です。1日1800kcal、毎食140gのご飯やフルーツ、1日３回の分食でクラッカーやクッキーが出てきます……。食後2時間の血糖値はいつも120mg/dlを超えていてとうとうインスリンを４単位打たれました。どんどん悪い方向へ向かっていて不安です……。

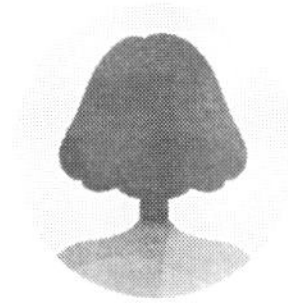

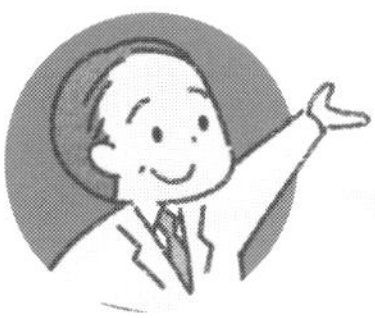

従来治療の妊娠糖尿病治療食は糖質だらけです。しかも、赤ちゃんに必要なたんぱく質や脂質などの必須栄養素が全く足りていません。あなたはおそらく糖質制限をしていたために糖負荷試験で血糖値の数値が高く出たケースで、妊娠糖尿病ではない可能性が高いです。

私もそうではないかとうすうす疑問に思っていました……。

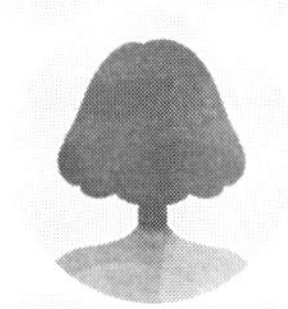

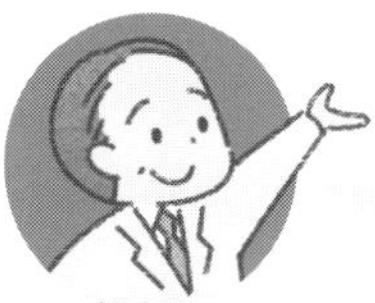

糖質制限をしている人は最低３日前から糖質を１日150g取ってから行わないと正しい診断ができません。担当医はそれを知らないのでしょう。

産後の糖負荷試験は３日前から対策することにします。今はとにかく早く退院して低糖質の食事に戻したい！　どうすればよいのでしょうか？

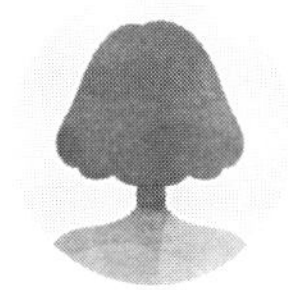

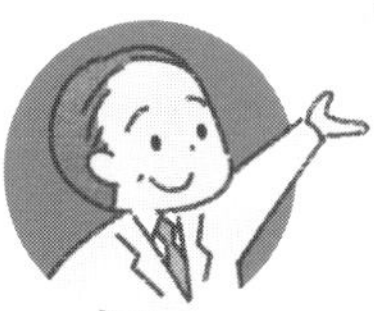

白米を半分とパン、果物類は残すようにしましょう。そのままではエネルギー不足になるので、売店でチーズやハム、ウィンナーなどの高たんぱくな食べものを買ってきて食べるといいでしょう。食べたもので血糖値はリアルタイムで変わるので、担当医が安心できる数値になれば、すぐに退院できると思いますよ。

2型糖尿病合併妊娠の管理

今までお伝えしてきたのは、妊娠糖尿病の管理でしたが、ここからは糖尿病のある妊婦さんのためのお話をしていきたいと思います。

糖尿病治療をしていた方が妊娠した場合「糖尿病合併妊娠」と言います。糖尿病は95%が生活習慣の悪化によって引き起こされる「2型糖尿病」です。そして、残りの5%が遺伝的な要因などによって起きる「1型糖尿病」。2型の場合はインスリン分泌が保たれていることが多く、妊娠した場合でも比較的管理は簡単です。

2型糖尿病の管理については、糖質制限で治療を行っているアキバ水野クリニックの水野雅登先生の『薬に頼らず血糖値を下げる方法』に詳しく書かれていますが、水野先生は食事を変えるだけで全ての2型糖尿病患者のインスリン注射を不要にしています。この水野式食事法も「高たんぱく質+糖質制限」食です。

妊娠糖尿病の場合でも、主食の量を調整すればほとんどのケースで管理が可能でした。妊娠糖尿病では、程度によって主食をやめることや野菜や果物からの糖質量も減らすことが必要な方もいます。

次に、血糖測定器のリブレをつけながら食事管理をした、糖尿病合併妊娠の症例をお見せしながら説明していきましょう。

下のケースは、ヘモグロビンA1c9・7%（基準値6・2%以下）の妊娠をきっかけによって2型糖尿病であることが判明した27歳の女性です。

この方は、当時かかっていた大学病院で

［症例1］	27歳女性
	出産経験（1回・帝王切開）あり・ 非妊娠時の体重98kg
BMI	36
大学病院で12週のときの検査でヘモグロビンA1c9.7% 1日1600kcalのカロリー制限食とインスリン治療（1日48単位）でヘモグロビンA1c7.0%。	

2型糖尿病の診断が下されてすぐ、カロリー制限とインスリン注射が開始され、1日に48単位ものインスリンを注射している状況でした。しかし、「インスリンをやめたい」という思いから当院へたどり着き、妊娠28週のときに転院してきました。

お話を伺ったところ、とにかくご飯、パン、麺が大好きな上、主食は絶対に食べなくてはいけないという思い込みがありました。また、糖質制限についての知識も十分ではなく、ジャガイモが血糖値を上げることも知らなかったといいます。

そこで、私はすぐにリブレの装着を勧めました。何を食べると血糖値を上げ、何が上げないのかをすぐに自分の体で確かめることができるからです。

その結果が次ページのグラフです。

リブレ装着直後のグラフ①では血糖値が200㎎／dlを超えるときが何度もありましたが、インスリン量を減らした上でたんぱくリッチ食を開始したグラフ②では血糖値が140㎎／dl以内にほぼ収まっていることが分かります。入院から10日後にはインスリン使用量ゼロとなり、血糖値は正常値になりました。

グラフ①

リブレ装着直後の血糖値の変動

妊娠28週

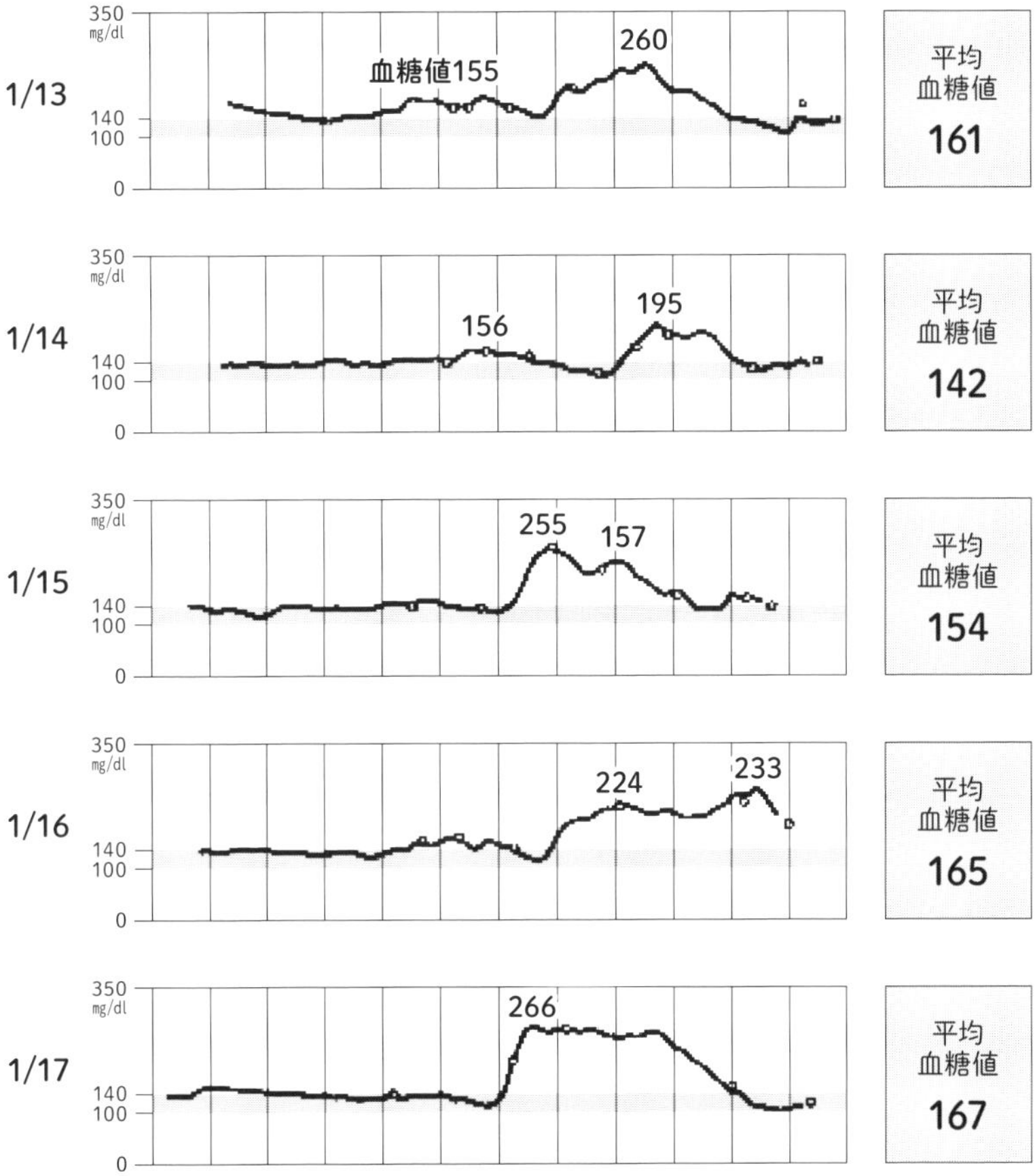

グラフ②

たんぱくリッチ食スタート後の血糖値の変動

妊娠34週

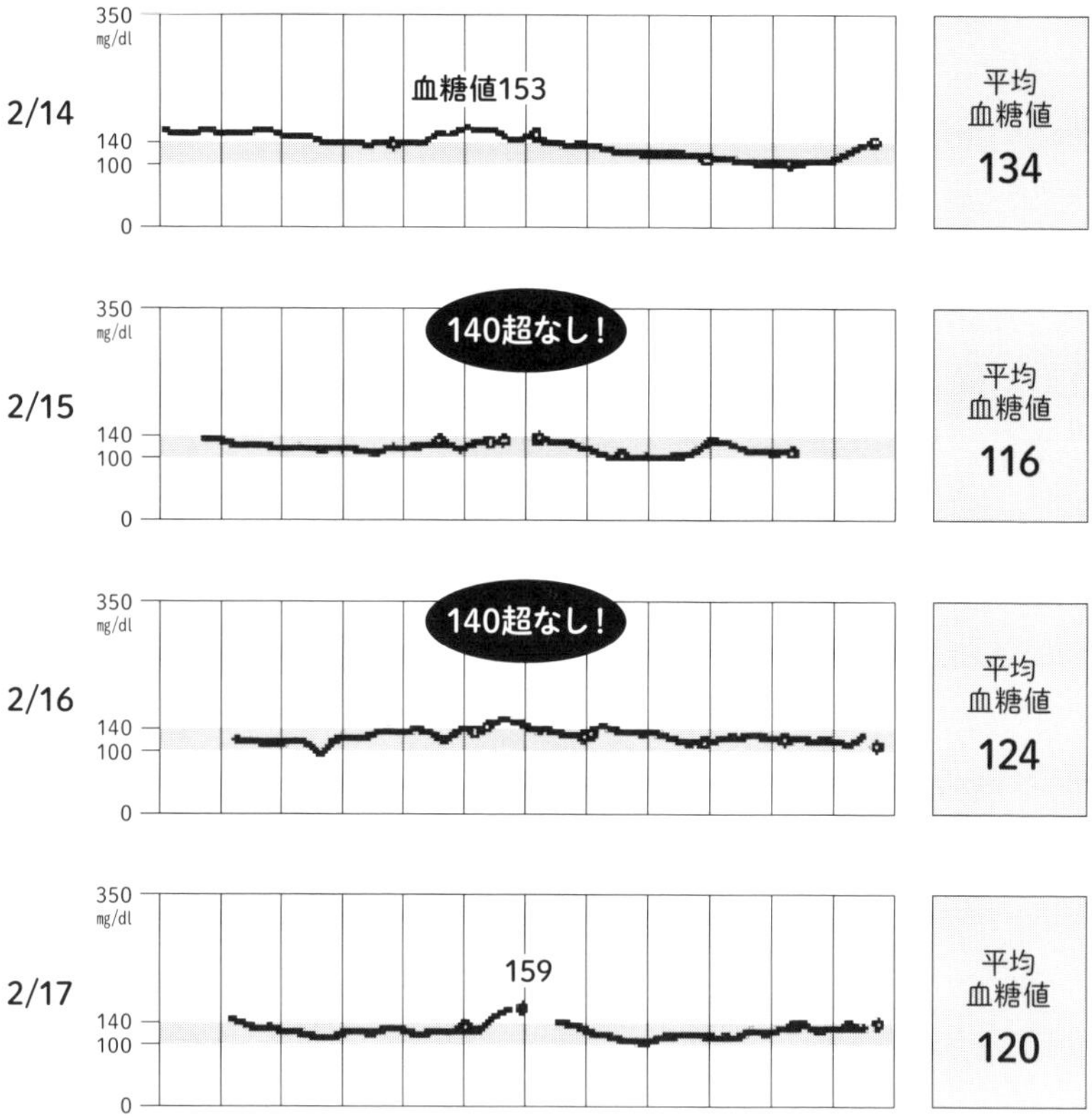

このように2型糖尿病の治療で長年インスリン注射を行っていた方に比べて、妊娠初期に糖尿病が分かった方は改善が早く、管理が断然簡単かつ良い結果が出やすいのです。

先にもお伝えした通り、2型糖尿病が妊娠時に発覚した場合、ヘモグロビンA1c9~10点台の方は、まず大型の総合病院、大学病院では妊娠中絶が勧められるという現状があります。その血糖値では、糖尿病管理をしていくのは困難だと見なしているからです。

しかし、当院ではこの27歳の女性のように、**妊娠中に判明した糖尿病のケースにおいては、食事指導だけで簡単に管理ができています。他院で中絶を勧められた妊婦さん全員が良好管理で、出産まで至り、糖尿病の管理が問題なくできています。もちろん、生まれた赤ちゃんも元気いっぱいです。**

いろいろな薬剤を使用し、現行の糖尿病管理をしてきた糖尿病歴の長い方の場合は、工夫が必要です。まず、食事内容の変化を理解しなければなりません。

「油や肉は駄目、卵は一日1個、米と野菜はしっかり」という従来治療の食事指導を受けてきた方は、その反対をしてもらうのですから、最初は当然ながら抵抗感をお持ちです。また、長年のたんぱく質不足から胃腸が弱くなっていて、肉が食べられない方もたくさんいます。長年の間に染み付いた、食事の傾向を変えることは簡単ではありません。

しかし、たんぱくリッチ食を理解してくれた方は、一気に改善していくので、妊娠時での管理も可能となります。

インスリンを使用していた場合でも量は減らせますし、最終的には使用を中止することも可能です。

このように、糖尿病合併妊娠の場合でも、当院のお勧めするたんぱくリッチ食であれば、安全に分娩まで進めることが可能です。ただし、糖質制限をする場合、糖質制限に詳しい医療機関（311ページ・一般社団法人 日本糖質制限医療推進協会ホームページ参照）を受診しながら行うことをお勧めします。

1型糖尿病合併妊娠の管理

当院では、1型糖尿病の妊婦さんのケースも、数多く管理を行っています。インスリンを使わないで良好にコントロールができている例もたくさんあります。中でも、最も素晴らしい結果を出してくれた方は、私が日本糖尿病・妊娠学会で発表もしたYさんです。

拙著『ケトン体が人類を救う』（光文社）でも詳しく報告していますが、1型糖尿病の治療中に妊娠が発覚し、医師から中絶を勧められたYさんはそれを拒否、二度と、その病院に通わなかったといいます。

その後、つわりが始まって、食事が取れなくなったことから血糖値が下がり、自然と低値でキープしていました。

Yさんが当院に来たのは、妊娠28週のときでした。つわりでほぼ絶食の状態が続いていたYさんのケトン体値は２０００μmol/L以上だったために、「ケトン体は危険！」という古い認識を持つ他院では受け入れてもらえなかったのです。

当然ながら、当院ではケトン体高値は問題ありません。Yさんは当院でたんぱくリッチ食による血糖管理をしながら、見事、正常分娩へ至りました。

このときのケトン体値は５０００μmol/L以上、インスリンは使わず、当然ながら赤ちゃんも問題なく生まれています。予後も、母子共に元気という喜ばしい結果です。

通常、１型糖尿病妊娠の場合はインスリンが必要です。その場合も「カーボカウント」という、毎食の糖質量を測る食事法で比較的糖質を抑えながら、たんぱくリッチ食で良好な管理を実現しています。

妊娠中はインスリンの効きが悪くなるため、糖質量コントロールが大切です。

「糖尿病性ケトアシドーシス」ってなに？

「アシドーシス」という言葉を聞いたことがあるでしょうか？

これは「酸性血症」のことで、血液の酸性度が高くなり過ぎた状態を指します。吐き気、嘔吐、疲労感、脱力感が起きた後、眠気が起こったり、意識がもうろうとしてきたりします。そのまま放っておくと、血圧が下がり、ショックや昏睡状態となり、重症になることがある非常に怖い状態です。糖尿病患者の場合、特に1型糖尿病では「糖尿病性ケトアシドーシス」が起こることがまれにあります。


糖尿病性ケトアシドーシスでは、ケトン体値も高く出るのですが、同時に血糖値も400～600mg／dl、時には1000と非常に高い数値となります。インスリンは多少出ていますが、働きが極端に落ちているため、インスリンが出ても血糖値を制御できなくなります。

この時、ケトン体が高いことで、今の医学ではケトン体がアシドーシスの犯人にされています。

血液中のケトン体が高くなることをケトーシスといいます。これは、例えばつわりの時期に食事が取れなくなったり、嘔吐が続いたりするときにも起こります。ところが、陣痛で何日も食べられない妊婦にも7000μmol/Lという高いケトン体値が見られました。つまり、糖質を取らない、もしくは取れないときに、体は自身の脂肪を使ってエネルギーを作り、体を守っているのです。

胎児のまわりの絨毛や胎盤がケトン体値3000μmol/L前後という値ですからケトーシスといってもそれは危険な状態ではなく、糖質を使っていない状態なのです。たとえケトーシスでも、危険でないのはインスリン作用がある場合です。妊娠糖尿病はインスリンがたくさん分泌している状態ですから、ケトン体が高くなってもアシドーシスにはならないのです。

つまり、ケトン体値が高いからといってその全てがケトアシドーシスになるのではなく、さまざまな悪い条件がそろって、初めてケトアシドーシスになるのです。

228ページでも取り上げた、「妊娠中に母体のケトン体が高いままに生まれた子は、2〜5歳児の知能指数が下がる」という論文が「ケトン体は赤ちゃんの知的発達を遅らせる」という今日の臨床医学の認識の発端となったことはお伝えした通りです。しかし、ケトン体と子の知的発達に因果関係はないことは、私たちの研究ですでに明らかになりました。

本来ならこの論文は、「妊娠中の血糖管理の悪さによって知能指数が下がる」と結ばなければならないのです。

つまり、ケトン体は怖いものではありません。赤ちゃんの脳に悪さをする真犯人は、糖質です。高ケトン体は怖がるものではないことを、繰り返しお伝えしておきます。

第3章のまとめ

たんぱくリッチ食による妊娠糖尿病管理法

1 血糖測定器を使う

血糖値測定器（当院では「フリースタイルリブレ」を使用）を装着し、2週間の食事を調べる。何を食べたら血糖値が上がるか、何なら上がらないのか、個人差を含めて血糖値をリアルタイムに「見える化」して確認する。食後血糖値が100～140㎎/dlの間であれば問題なし。

※リブレは、妊娠糖尿病（2ポイント陽性）の場合、保険適応。

2 糖質量の調整＋たんぱく質摂取

1日の摂取量目安

糖質60～100g程度、たんぱく質65g以上。

主食を今までの半分以下（ご飯中盛り1杯＝糖質55g）。

おかず（肉・卵・魚・チーズ・葉物野菜・キノコ類）をこれまでの2～3倍に増量する。

※妊娠糖尿病のポイント数、BMI、家族歴なども考慮した上で指導。

3 鉄とビタミンB群を十分量摂取する

エネルギー代謝を正常化して糖質制限をサポートする鉄は、レバーや赤身肉や貝類に豊富。鉄剤もしくはサプリメントでの摂取はマスト。ビタミンB群もエネルギー代謝に必須。

4 ケトン体チェック！

定期健診で行う尿検査の項目には、尿中のケトン体濃度が分かる「尿ケトン体」がある。脂質がエネルギー源として使われていると＋になる。一般的な病院では尿ケトン体が高いと「管理状態が良くない」と判断されるが、当院では以下の目安になっている。

- 「尿ケトン体＋」→ 良好管理中。脂質をエネルギー源とする回路が回っている状態。
- 「尿ケトン体－」→ 脂質がエネルギー源になっていない可能性あり。リブレで血糖値が高くなければOK。

5 体重管理をする

胎児の成長に必要な栄養が十分摂取できていれば、赤ちゃん及び、胎盤・羊水などの重さを考慮して、6～10kgぐらいの体重増加が理想的。下記の目安を参考にしよう。

BMIを目安とした体重増加目安

- 非妊時に25未満＝臨月までの体重増加量10kg前後に
- 非妊娠時に25以上＝臨月までの体重増加5～7kg以内

※BMI算出方法＝体重（kg）÷｛身長（m）×身長（m）｝

糖尿病合併妊娠の場合

- 糖尿病合併妊婦でも、たんぱくリッチ食で管理できる。
- 妊娠時に初めて判明した糖尿病の場合は管理が良好になりやすい。
- 長年インスリンや投薬で管理されていた場合は少し工夫が必要だが、たんぱくリッチ食で良好な管理が可能。

Column

健診対策！ 医者に心配されないための「ケトン消し」

妊娠糖尿病と診断されると、その後は妊婦健診のたびに血糖値の検査と尿検査が行われるようになります。

第3章の実例でお伝えしたように、普段、糖質制限をしている方がそのまま血液検査をすると、血糖値は低いもののケトン体値が高くなり、「ケトアシドーシスだ！」と担当医から騒がれてしまうことがよくあります。

そもそも妊婦や胎児、新生児はケトン体が高値なのが当たり前なのですが、それを理解している病院は少数派です。まだまだ「ケトン体は危険！」という古い常識をもっているため、「管理入院をしましょう」となってしまい、糖質たっぷり、たんぱく質・脂質は乏しい入院食で管理されることになりかねません。

ここはひとつ、かりそめにケトン体の値を低く安定させて、担当医を安心させてあげる必要があります。これらは、**妊娠糖尿病でケトン体が出て、内科医から間違った判定をされた妊婦さんが考え出した知恵です。**

まず、以下のように数日前から準備をしておきましょう。

①糖負荷試験のときと同じように検査の3～4日前から一食当たり50gの糖質を取り、ケトン体を消しておく。ご飯なら茶わんに小盛り（100g程度／糖質40g弱）、8枚切りの食パン2枚（糖質約40g）が目安。

②検査が午前の場合は、検査前日の夕食、検査当日の朝食は糖質を食べずに検査に行く。午後に検査の場合は朝食にバナナ1本程度の糖質を取っておき、昼までに血糖値を下げておく。

これで、ケトン体、血糖値共に見事に低下するので、検査を難なくパスすることができます。このように、ケトン体はいいやつなので、しばらく引っ込んでいてねというと、消えてくれるのです。

第4章

産後のお母さんと赤ちゃんの食生活

産後の栄養状態は極めて〝ピンチ〟な状態

妊娠生活を終えた後は、待望の赤ちゃんとの生活が始まります。お産で大変な陣痛を乗り越え、無事に赤ちゃんが生まれてきたことに、多くのお母さんたちは安堵と感動の思いで胸がいっぱいになります。

そんな中、出産後は、幸せいっぱいの気持ちに包まれながらも、体の栄養状態が極端に低下している方が多く見られます。それはなぜかというと、**出産時に出血したり、自分の持っていた栄養を赤ちゃんにたくさん与えた上での出産になるため、体の栄養状態が極端に低下している方がほとんどなのです。**

しかし、お母さんたちはそんなぼろぼろの体のまま、休む間もなく育児がスタートします。まとまった睡眠も取れず、赤ちゃんに頻回に母乳を与え、家事も頑張っていきます。すると、体は疲労困憊し、頭痛、肌荒れ、抜け毛、気持ちが不安定になる、という状況が生まれてくるのです。

そんな精神状態、体力面の中でも、お母さんたちはかわいい赤ちゃんのために気力で乗り越えようとしますが、頑張りたいけど頑張れない、母乳が十分に出ない、赤ちゃんが吸ってくれない、泣きやまない、寝てくれないなど、自分が思い描いていた育児の楽しさとは想像ができないほど違った現実に、今まで味わったことのない無力感に襲われてしまうこともあります。

育児を頑張るためには、まずはお産によって不足してしまった栄養を補うことが第一優先なのですが、お産後育児に追われ食事もおろそかになり、パンやおにぎりだけになってしまう方も少なくありません。

そんな状態が続いた場合、さまざまな問題（もしくは悲劇）が生まれてしまいます。それが、最近話題の「産後うつ」です。**現在の日本において、産後うつは産婦全体の10～15%程度といわれています。**また、厚生労働省研究班の調査によると、2015～2016年までの2年間で産後1年未満に、死亡した妊産婦357人を調べたところ、自殺した妊産婦は全国で102人いたという発表がありました。これは、この期間における妊産婦さんのがんや分娩時の出血による死亡よりも、2倍以上多い人数で、その原因の多くは産後うつを含む精神疾患だったことが推測されています。

また、国立成育医療研究センター産科の小川浩平医師によると、産婦977人の産前産後の血液データとうつ症状の有無を照合・解析した結果、産後間もない時点で貧血（血中ヘモグロビン10・0g／dl以下）だと産後うつになるリスクが、1・6倍になるということが分かりました。重い貧血では、リスクは1・9倍となり、軽い貧血でもリスクの上昇が示されたそうです。

次に、産後うつを栄養状態の改善で治癒した症例を紹介しましょう。

当院でお産後、49日目に重症うつになり精神科を受診、入院が必要と診断された女性がいました。呆然とした状態のままで、育児もできず、子どもがかわいいと思えない状態にありました。その女性はうつの診断を受けた精神科ではなく、産科である当院での治療を希望されたため、当院へ入院してこられました。

その女性は妊娠中のヘモグロビン値は14g／dlと高値でしたが、貯蔵鉄であるフェリチン値は5～7ng／mlと極めて低かったため、鉄剤を投与していました。ところが、出産時に大出血したため産後には鉄不足が悪化、さらにTP（総蛋白）5・3g／dl、尿素窒素2・8mg／dlと、極端なたんぱく不足にもなっていました（198ページ参照）。

産後うつ病治療のために再入院したのちは、当院のたんぱくリッチ食と鉄剤とビタミンB群を投与し、栄養状態の改善を目指しました。そして、表情もない状態だったのが、治療開始から2週間後には笑顔が見られるようになり、3週間目には元気を取り戻し、4週間後には退院となりました。精神科の薬ではなく、栄養療法で産後うつから脱却し、心身共に元気を取り戻して赤ちゃんとの生活に戻ることができたのです。

この管理については『うつ・パニックは「鉄」不足が原因だった』（光文社新書）の著者である、広島の精神科医・藤川徳美先生の栄養療法の実践を参考にさせていただきました。

このように、当院では妊娠中から産後にかけてフェリチン値を調べ、鉄やたんぱく質の不足を防ぐことで、快適な妊娠生活と産後うつに対処しています。

当院では、8割近い妊婦が鉄剤を服用していますが、とても評判が良いです。

母乳を飲ませていたら安心？

母乳とは、生まれてすぐの赤ちゃんにとって、最高の栄養が含まれたものです。そのため、母乳を与えているから安心と思われがちですが、母乳の質とは母親の食事によって大きな違いが出てくることが分かってきました。

母乳の基本的な成分は、エネルギー比率で考えると、脂質55％、乳糖39％、たんぱく質6％であり、主なエネルギー源は脂質です。また、母乳に含まれる乳糖は、米・パン・麺に含まれる糖質とは違い、直接的に、急激に血糖値を上げることはありません。さらに、母乳にはオリゴ糖も含まれていることから、無菌状態で生まれてくる赤ちゃんの腸内細菌の栄養となって、腸内環境を整える働きをしてくれます。

日本では、昔から母乳の出を良くするためにと、ご飯を中心とした食事、特にもち米や、こいこくなどが推奨されてきました。そのため、千葉県には大きなおはぎを食べさせる習慣もあるほどです。母乳にもち米が良いというのは、昔の食べるものが少ない時代にもち米がごちそうであったことから、母体の回復を目指したものだったのでしょう。しかし、中国や韓国、台湾などでは、豚の足を煮込んだもの、豚足がお産後は必ず食べられています。これは、豊富なコラーゲンによって母乳の分泌を良くするとされることからで、当院でも、お産後の昼食には豚足料理を提供し、産婦さんに食べてもらっています。

ちなみに**「油を取り過ぎると乳腺炎になる」というのは大きな誤解です。**

そもそも乳腺炎は、赤ちゃんが飲む量よりも母乳分泌が多くなり、残った母乳を放置していた場合、乳腺が詰まって起こることがほとんどなのです。その他の原因としては、授乳の間隔が空いてしまったことや、母体が薬を服用している際に授乳を避けていたことで起きるケースが多く、食事の影響ではありません。

ですから、母乳が出ない方は、乳腺炎にはなりません。赤ちゃんが母乳を飲む量が増えてきて、よく出る、よく飲む、残ったら搾るなどをしっかりしていたら乳腺炎は起こりにくくなりますが、離乳期などに母乳が残り停滞させてしまうことで起きることもあります。

つまり、乳腺炎の最大の要因はうっかり授乳間隔が空いたりすることであり、「油を取ると詰まる」といった情報は全くの誤解なのです。

むしろ、母乳の成分はカロリー比率で見ていくと脂質が55％と多く、母乳を出すためには良質な油は必要な栄養素なのです。

お母さんの動物性たんぱく質の摂取頻度が高い人と低い人の間では、母乳のたんぱく質量が2倍に変わるというデータもあるほど、母乳の成分とはお母さんの食事の影響を直接受けるのです。そのため母乳には、免疫成分など人工ミルクにはない素晴らしい成分があるのです。

もしお母さん自身の摂取栄養が悪いと、母体自身の蓄えた栄養を削って分泌するため、産後の回復が悪くなり、精神的にも負けてしまいます。ですから二人分の栄養を取るためにも、たんぱくリッチ食が役立つのです。

現代の離乳食では、赤ちゃんは栄養不足になる⁉

さて、ここからは、赤ちゃんの離乳食についてお伝えしていきましょう。

生後半年もすれば、そろそろ離乳食について考え始めるお母さんも多いことでしょう。そこで、重要なのが離乳食を開始する意味や、赤ちゃんに必要な栄養を理解していくことです。

なぜ、離乳食とは生後5～6カ月の時期に始まるのでしょうか？

それは、「歯が生え始めて食事に慣れさせ離乳を促すため」だけではなく、本当の大切な意味は**「赤ちゃんのこれからの成長に必要な栄養を補充する」という考え方なのです。**生後すぐの赤ちゃんは、体内にいたとき、お母さんからもらった栄養の蓄えがあるため、母乳の栄養だけで十分に成長していきます。しかし、5～6カ月にもなるとその蓄えが減っていくと同時に、これからの成長に必要な栄養の需要が増してくるのです。

そのため、離乳食とは「赤ちゃんに必要な栄養を補う」ということが最も重視すべきポイントなのです。

生後半年たった赤ちゃんに足りなくなってくる栄養素は、鉄、たんぱく質、ビタミンA、亜鉛などが挙げられます。中でも、6カ月ごろから急激に不足するのが、鉄です。

赤ちゃんは、生まれたときの臍帯の血液で調べると、お母さんから貯蔵鉄であるフェリチンを200ng／mlほどもらって生まれてきます。そのため、お母さんの血液を調べると、出産直前にはフェリチンは低値になっています。**お母さんは赤ちゃんに大切な鉄を持たせて、自分自身は貯蔵鉄が枯渇した状態で出産の日を迎えているのです**（189ページ参照）。

臍帯血のフェリチンを測っている医師は私以外あまりいないと思いますが、この数値を見たとき、母親の限りない愛情を感じたものです。

しかし、生後6カ月ごろになると、母親からもらったフェリチンも底をつき、赤ちゃんの体内でも鉄が枯渇してきます。

これまで繰り返しお伝えしてきたように、鉄不足は精神的不安や発達障害に影響するなど、様々な悪影響を及ぼします。そして、これは大人だけにかかわらず、成長していく過程の子どもにも同じことがいえるのです。

具体的には、夜泣きをする、寝つきが悪い、落ち着きがない、奇声を上げるなど、「子どもだからしょうがない」と思われがちな行動は、実は鉄やたんぱく質不足によって引き起こされる栄養不足からくるものだと私は考えています。

WHOは、次ページのグラフとともに、赤ちゃんの補完食（離乳食とは呼ばれません）は「赤ちゃんが生後半年から不足する栄養を補うための食事」と定義しています。

赤ちゃんの鉄は半年で枯渇する

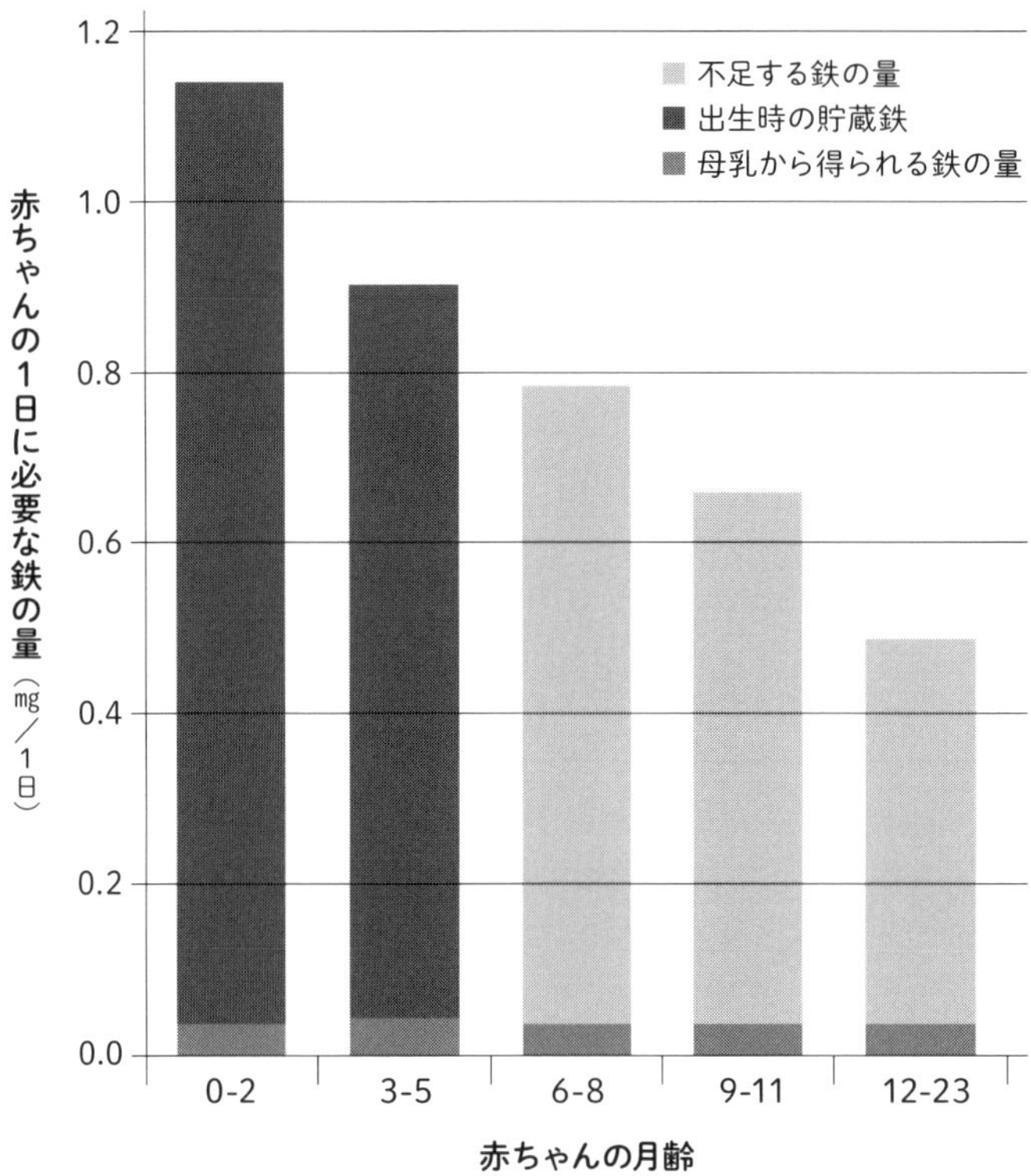

「Complementary feeding: family foods for breasged children」WHO,2000

10倍がゆには栄養がない

離乳食というと、まずスタート時に推奨されている内容は、10倍がゆが基本になります。白米で作った10倍がゆをザルなどでこし、滑らかにしたものを「スプーン1杯から始めましょう」というのが、日本の育児の常識として50年以上定着しています。しばらくすると、野菜や芋のペーストをおかゆに足すように勧められています。これを忠実に守ったお母さんたちは、10倍がゆを赤ちゃんのためにと思って一生懸命に作ります。

そして、赤ちゃんに与えたところ思うようにたくさん食べてくれなかった、吐き出された、など失意の思いに陥ることが離乳食に悩むお母さんたちからの最も多い意見です。

ただでさえ必須栄養素の少ない白米を水で10倍に薄めているのですから、大人が食べても味もなく、おいしくないものは赤ちゃんでもおいしくないのです。

栄養面から見ても、炭水化物（糖質）だけしか含まれておらず、鉄はもちろん、たんぱく質・脂質・ビタミン・ミネラルと——何もかもが不足しています。次の段階では、この10倍がゆに足すのがニンジンのすりつぶし、キャベツの裏ごし、カボチャのマッシュなどが推奨され、この食事が２カ月ほど続きます。

この時期は、前にも述べたように鉄が極端に不足している時期です。ＷＨＯはこのころには、動物性のたんぱく質を加えて鉄不足を補うことを勧めています。ところが、日本の離乳食の本では10倍がゆと野菜が中心で鉄やたんぱく質が欠けているのです。既存の離乳食の本は、硬さや粒子・彩りが中心の記述であり、赤ちゃんに必要な栄養を与えるという肝心な視点がありません。

ここで考えて欲しいのは、母乳はエネルギー比率で見ると55%が脂質ですが、この離乳食には脂質は全くないということです。つまり、**栄養豊富な母乳で満たされていた時期を過ぎて、不足してきたものを追加してもらうべき離乳の時期に、母乳以下の低栄養にさせられてしまうことになるわけです。**

鉄・必須栄養素を補う離乳食

離乳期の赤ちゃんに一番必要な鉄は、何に入っているでしょうか?

動物性のたんぱく質と鉄こそ、赤ちゃんの栄養を満たす補完食の中心になるべきだと私は思います。WHOも次のように述べています。

①生後約6カ月からの鉄の不足分を埋める、たくさんの鉄を提供する補完的な食品が必要である

②鉄の不足が満たされない場合、子どもは貧血になる

③特に生後6カ月から12カ月で不足が最大になるためこの年齢層で貧血になるリスクが最も高くなる

つまり、どんどん失っていく貯蔵鉄を補うことこそ、赤ちゃんの離乳食にふさわしいといっているのです。そのため、WHOでは離乳食ではなく「補完食」と呼んでい

ます。そして、具体的には**鉄をはじめ、同時期に不足するたんぱく質、ビタミン・ミネラル類を「補完」する、動物性たんぱく質を勧めているのです。**

ところが、現状は10倍がゆから始め、赤ちゃんが食べ慣れてきたらジャガイモや果物、野菜を取り入れ、次に豆腐や白身魚、その後に7～8カ月でようやく鶏肉、乳製品と進んでいくのが一般的です。脂身の多い鶏の手羽先や豚肉、牛肉、青身魚は1歳を過ぎてからようやく与えるかどうかです。

一方、中国や韓国、台湾など日本以外のアジア諸国でも離乳食におかゆを炊きますが、そこへは肉を混ぜることが一般的といわれています。

欧州を見ても、フランスでは野菜のピューレやチーズ、イタリアでは小麦粉や肉や魚を混ぜたペーストにオリーブオイルやチーズを加えます。リトアニア共和国では、肉、カモ、ウサギなどジビエのペーストから始めるそうです。日本以外の諸国では、早い段階でたんぱく質や脂質・鉄が豊富に含まれる、肉や魚、卵を与えているのです。

いきなり肉の塊を与えよ、といっているわけではありません。軟らかく煮て、飲み込みやすいようにペーストにして食べさせてあげればよいのです。

早期の卵摂取がアレルギー予防になる

最近になって、医学界では「卵」は離乳食のスタート時から取り入れてよいという見解に変わったことはご存じでしょうか。**日本小児アレルギー学会は、2017年に卵について「生後6カ月から少しずつ食べさせると、卵アレルギーの発症予防になる」という提言を発表しました。**これまでは「アレルギーを起こしやすい食品は食べる時期をできるだけ遅らせた方がいい」という考え方が一般的でしたから、まさに180度の方向転換です。

卵は完全栄養食品といわれ、しかも安価で調理もしやすいため、まずは卵黄部分から取り入れていき大丈夫そうであれば全卵へと、どんどん取り入れていきましょう。

高たんぱく食赤ちゃんは夜泣きなし、グズリなし、いつもご機嫌！

私のクリニックで出産をしたお母さんたちには、たんぱく質をメインとした離乳食で赤ちゃんを育てることを勧めています。たんぱくリッチな補完食を食べている赤ちゃんたちの特徴は、次のようなものです。

- 夜泣きをせず、ぐっすり眠る
- グズらない、奇声を上げない
- 落ち着きがある
- 体が活発によく動き、運動神経がいい
- 筋肉質で固太り。抱き上げるとずっしり重量感がある
- 歩き始めが早い
- よく食べる
- 免疫力が高いため風邪をひきにくく、とても元気

「そんな都合の良い育ち方をするのかしら?」と思うかもしれませんが、すでにお伝えした通り、**メンタルを安定させる神経伝達物質は、鉄とたんぱく質が材料です。それらが枯渇すればメンタルは安定性を失いますし、満たされれば安定する――というのが赤ちゃんたちは素直に表れてきやすいのです。**

実際、当院で生まれ、補完食を実践して育った赤ちゃんの健診をしていても、激しくグズったり泣いたりしている赤ちゃんはほとんどいません。

一方で、市の健診センターへ出張に出かけて1歳6カ月児健診、3歳児健診をすると、激しく泣いたり、暴れたりしている子どもが一定数います。そして、お母さんからお話を聞くと、見事なまでに糖質過多な食事を親子でしているケースがほとんどです。

食べたもので体ができる、という認識は皆さん持っているのですが、「食べたもので心もできる」という認識はほとんど持っていない現状があります。赤ちゃんもお母さんも、たんぱくリッチ食を続けることで、心も体も知能でさえも向上するという認識を、ぜひ持っていただきたいと思います。

月齢別お勧め〝たんぱくリッチ補完食〟

とはいえ、毎日メニューを作るのは大変と思われるお母さんも多いかもしれませんね。

でも、大丈夫です！　頑張って赤ちゃん専用の補完食を作る必要はありません。1歳を過ぎたら、大人とほぼ同じものが食べられるようになりますから、それまでは大人のメニューから取り分けできるものを1～2品作ればよいでしょう。

当院で産後、補完食を実践しているお母さんたちのお勧めベスト3がこちらです。

①肉汁スープ
②レバーペースト
③バター

なぜ、この三つかというと、補完食を始めるに当たり赤ちゃんたちに必要な栄養が摂取できる上、赤ちゃんが進んで食べてくれるためです（レシピは62ページ参照）。

肉汁スープとは、手羽先や手羽元などの骨つき肉と野菜をコトコト煮込んだスープです。肉の身や骨から染み出たアミノ酸・ビタミン・ミネラルをたっぷり赤ちゃんに与えることができる栄養満点の補完食です。

レバーペーストは、鉄の補充には最適なメニュー。しっかりと火を通して食べさせることで、赤ちゃんの鉄不足を補えます。

レバーをあげてください、とアドバイスするとよくお母さんたちが口にするのが、「ビタミンAが過剰になりませんか……？」という心配の声です。しかし、実際にはビタミンAとは、さまざまな種類が存在しており、食品に含まれるビタミンAで過剰症になる可能性はとても低いのです。妊娠中にもビタミンAを気にしてウナギやレバーを控えている方がいますが、普通の1人前を食べる量から過剰になるほどのビタミンAは含まれていないことを知っておきましょう。むしろ、ビタミンAは皮膚や粘膜を作る上で必要とされる栄養素のため、摂取していただきたい栄養素の一つです。

量については、赤ちゃんの様子を見ていきながら、食べられる量を与えていきましょう。まずは、慣れさせるよりも、赤ちゃんに必要な栄養を考えていくことが一番大切なのです。

取り分けの際には、塩分を控えめにという指導をされることがあるかもしれません。しかし、大人のおかずの味が濃いのは、たくさんの白米と一緒に食べるからです。大人が糖質を控えていると、おのずとおかずから砂糖やみりん、ソース類が減っていきます。特に、うま味のもとであるアミノ酸は、いわばたんぱく質ですから、うま味の多い肉や魚をメインにしていれば、味付けを頑張る必要だってないわけです。

また、塩に関していえば、天日干し・平釜製法の海塩を選んでください。ミネラルが多く含まれており、ナトリウムの影響を心配する必要がありません。

手に入りやすいものとして、「海の精　あらしお」「粟國の塩」「ぬちまーす」「青い海」などがあります。スーパーでも売られていますので、裏の「製造方法」「栄養成分表示」を見て塩を選びましょう。

それだけで料理の美味しさがワンランク上がりますよ。

手づかみ食べには骨つき肉！

歯が生え始め、手づかみ食べができるようになったら、取り入れていただきたいメニューのナンバーワンが「骨つき肉」です。

手羽先、手羽元、スペアリブなどを煮たり、塩焼きにしたりして、食卓に置いておくだけでOKの楽チンメニューです。

下の写真は、当院で生まれた赤ちゃんです。小さなときから、この笑顔でお肉をおいしそうに手づかみ食べしていました。

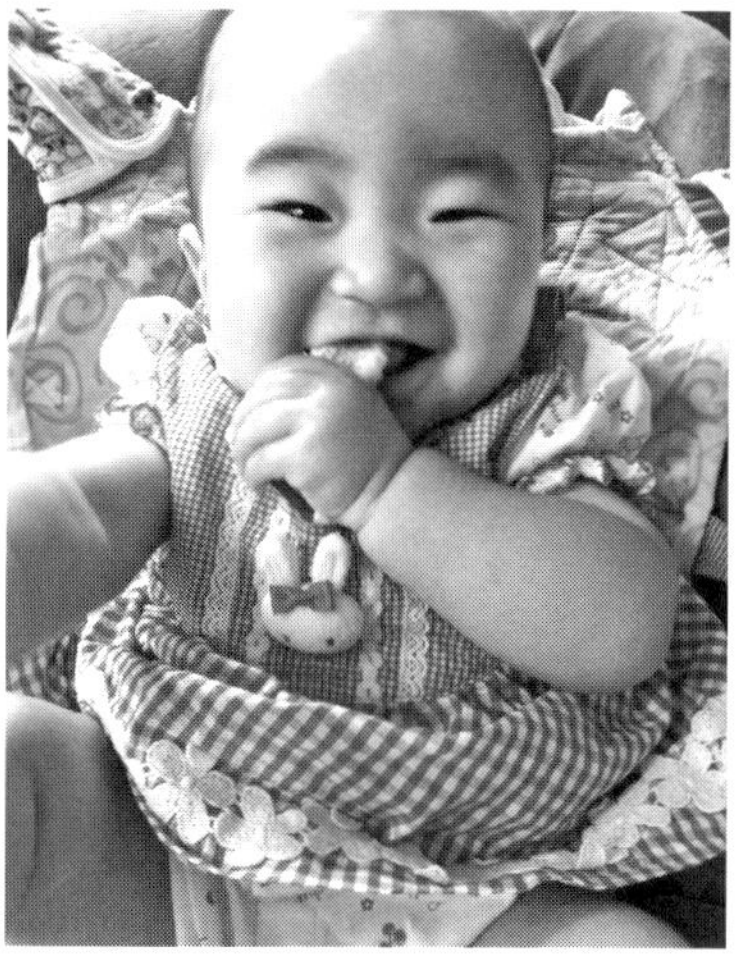

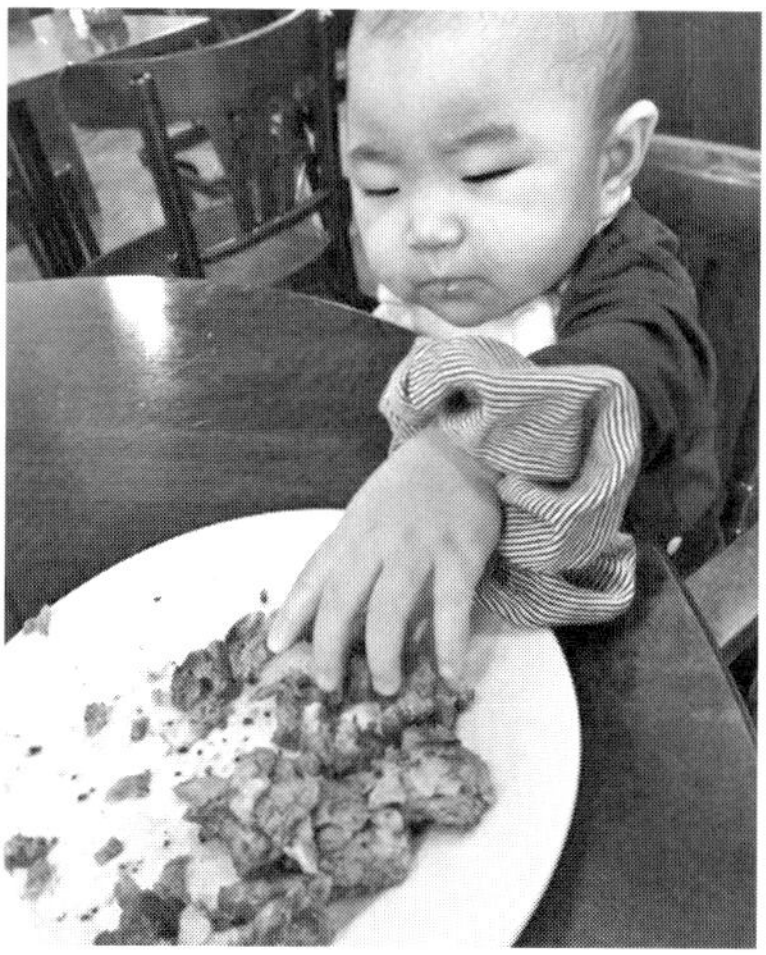

このように、赤ちゃんに必要な栄養を理解し、補完食を実践しているお母さんたちが全国で増えてきています。たんぱくリッチな補完食は、赤ちゃんがよく食べてくれるので、お母さんも助かるといいます。

子どもの栄養については、滋賀県のおかだ小児科医院の岡田清春先生は、「おかゆから始めない離乳食」を提唱していますし、沖縄県のじねんこどもクリニックの今西康次先生も、現在の糖質に偏った離乳食に警告を発しています。

全国でも有名な学習塾「三島塾」の塾長である三島学先生は、子どもたちに糖質制限とたんぱくリッチな食事を提供し、自ら進んで勉強する子どもを育成しています。

10倍がゆで始めなくても、主食に関しては全がゆや軟飯が食べられるようになった時期から与えても遅いことはなく、メインで与え過ぎないことは実践していただきたいと思います。

糖質とＡＤＨＤ（注意欠陥多動性障害）

お子さんが幼児期になると、テレビやインターネット、育児情報誌などで「10人に1人が発達障害」「ＡＤＨＤが年々増加している」といった情報を見聞きして、ふと「うちの子は大丈夫かしら……」と不安になったりすることがあることでしょう。親ならだれもが気になるところです。

ＡＤＨＤやアスペルガー症候群などの発達障害は、脳の発達の障害であり、生まれつきの特性であるといわれていますが、実は、原因の一つに栄養失調があると指摘する専門医もいます。

広島の精神科医、藤川徳美先生は「発達障害の子どもたちの血液検査をすると、フェリチン（貯蔵鉄）値とたんぱく質の指標値が顕著に低い」と指摘しています。つまり、神経伝達物質の材料となる鉄とたんぱく質の不足が精神を不安定にすることで、発達障害の症状が現れているというのです。実際に、次の通り、糖質依存症とＡＤＨ

Dの症状は、非常に似ています。

〈糖質依存とＡＤＨＤの共通点〉

- 落ち着きがない
- イライラしやすく、すぐにカッとなる
- 集中できない
- 集団行動におとなしく参加できない
- 感情を我慢できず、駄々をこねる

鉄不足に陥っていると、足がムズムズする「レストレスレッグス症候群」を発症することがあります。ＡＤＨＤの子どもはじっと座っていられずに、足をぶらぶらと動かしたり、授業中に立ち歩いたりしてしまいますが、もしかしたらレストレスレッグス症候群に近いことが体に起こっているのかもしれません。

ただ、子どもは、「足がムズムズする」などと言葉で表現しづらいですから、態度にすぐ出てしまうのではないかと考えられます。

特に、ＡＤＨＤは比率として男児が多いのですが、これは男性が鉄不足への耐性がないことが原因だとも藤川医師は指摘しています。

生理や出産によって鉄を失いやすい生態を持つ女性は、鉄不足への耐性が遺伝子に組み込まれていますが、男性はそれがないため、鉄不足に対して比較的脆弱であり、心身に影響が出やすい傾向がある、というわけです。「うちの子ども、落ち着きがなくて……。もしかしたらＡＤＨＤかしら？」と思われているお母さんは、受診の前に一度、たんぱく質と鉄を十分量とれる食生活に変えてみてください（もちろん、糖質制限に理解のある小児科や精神科なら、すぐに受診してＯＫです）。

発達障害ではなくても、

- 朝起きられない
- 頻繁な頭痛
- 頻繁な腹痛
- 言葉が出るのが遅い

・体の発達が遅い
・みんなと遊べない
・頻繁なかんしゃく

など、よくある子どもの問題行動の裏に、栄養失調が潜んでいるケースはよくあります。そうした子どもたちのおやごさんに話を聞くと、朝食はパンとジュースだったり、甘いおやつをおなかいっぱい食べて夕飯はほとんど食べていなかったり、肉や魚をほとんど食べていなかったり……やはり、と思える食生活をしています。

手の込んだ料理をする必要はありません。朝はパンだけではなく、卵やウィンナーを加えてください。卵は1ケース一気にゆでておけば、2、3日は持つでしょう。

おやつはチーズやナッツにするか、どうしても甘いものがいいなら低糖質のプロテインバーにしたり、血糖値を上げないラカントSなどの甘味料を使ってスイーツを作ったりするのもいいでしょう。夕食は肉や魚、野菜をしっかり食べさせてから、最後にご飯を出すと食べ過ぎが防げます。こうしたたんぱくリッチな食事は、お母さん自身の体と心もどんどん元気にしてくれるはずです。

離乳食は健康生活への分かれ道

私が本章で一番にお伝えしたいことは、離乳食の始め方は健康生活への分かれ道だと考えられるということです。

そもそも今の栄養の考え方は、「胎児はブドウ糖で生きている」ということが起点です。ブドウ糖が最も必要な栄養だという考えがある限り、離乳食も糖質だらけのスタートになり、それが生涯、ずっと続いていくのです。

胎児がケトン体で生きているということを理解し、母乳が脂質を中心としたエネルギー源だと考えていくと、離乳食の始めから、脂質やさらにはたんぱく質を増やしていく必要があるということが理解してもらえると思います。

胎児はケトン体で生きているという事実を理解できると、

母乳→たんぱくリッチ食→必須栄養素の充足

という方向へ進めていくことができ、体と心の成長・発達に大変有利になるのではないかと思います。そして、それは青年期・生殖期・老年期などを通して健康で活力のある生き方につながっていくものだと思います。

そうした意味で、離乳食の時期は非常に大切な時期であり、お母さんの知識と食選択に赤ちゃんの人生が委ねられています。そして、その選択によってその後の子どもの食習慣も決まることが多いのです。

糖尿病やがんは、遺伝的疾患だとよくいわれますが、遺伝的素因に加えて同じ家族の食習慣や生活習慣が似ることで、発症するものではないかと思います。**糖質過多な食事を長年続けた結果が、糖尿病・がん・認知症を引き起こしている原因であることは現在になって騒がれている事実ではありますが、元をたどっていくと胎児のエネルギー源はブドウ糖だという栄養神話から全ては始まっているとも考えられます。**

ケトン体が悪いものではないということが分かると、脂質がエネルギー源となることは何ら不思議なことではなく、たんぱく質を豊富に摂取することで必須栄養素が満たされた食事が行えて、健康長寿へと続いていくと私は考えています。

第４章のまとめ

「胎児は糖質が必須」という考え方

糖質中心の食事

妊娠中：血糖管理が悪くなりがち
産　後：母乳の出が悪く精神が不安定で疲れやすい
離乳食：糖質だけの10倍がゆ

↓

落ち着きがなく体調不良が多い
精神的にも不安定でADHDになる子も

↓

糖尿病、がん、認知症、うつを発症する人生

「胎児はケトン体で生きている」という考え方

たんぱく質＆脂質中心の食事

妊娠中：胎児の発育良好、母体も元気
産　後：母乳の出が良く質も良い
補完食：たんぱく質、鉄、脂質たっぷりの肉汁スープ

↓

赤ちゃんは落ち着いていて夜泣きなし
発達が良く、元気いっぱい！

↓

健康長寿な人生

［資料］私の学会発表——糖質制限による妊娠糖尿病管理の進化

❶ 2012年11月　日本糖尿病・妊娠学会

「糖尿病合併妊娠に対する糖質制限食による管理」口述発表

二人の糖尿病のある妊婦さんが、糖質制限食で血糖管理をしながら薬なしで正常分娩したケースを発表しました。

2型糖尿病Aさんは、初産時、糖尿病専門医のもとで、従来のカロリー制限食を行い4000gを超える赤ちゃんを出産しましたが、血糖値は正常化しませんでした。その後、2回目の出産時、当院にて糖質制限食を行い体重も10kg減、赤ちゃんは3300gと適正体重で出産しました。血糖値は正常化しており、何より当院の食事の管理はとても楽だったと話していました。

もう一人の妊娠糖尿病のBさんは、最初の出産時体重の増加量が多く帝王切開になった方ですが、2度目は糖質制限で体重管理もうまくいき、適正体重の赤ちゃんを帝王切開ではなく、経膣分娩で出産しました。この2例をうまくいった症例として発表したものの、Bさんにケトン体が高値に出ていたことを理由に、散々非難を浴びました。

ケトン体が悪いという非難の声は、その後のケトン体研究のきっかけとなり、私にとってのターニングポイントになった意義深い機会でした。

---

❷ 2013年1月 日本病態栄養学会

「妊娠糖尿病の糖質制限食事療法の導入」口述発表

症例を増やして、管理栄養士と共に何題も発表しました。

---

❸ 2013年11月 日本糖尿病・妊娠学会

「胎児・新生児のケトン体研究1」ポスター発表

「妊婦、胎児、新生児にケトン体が高い」という今まで誰も知らない、研究した人も

いないという内容を発表しました。

世界初の画期的な内容にもかかわらず、なぜか大会場での口演ではなく研究内容を会場に掲示してその前で発表するポスターセッションになりました。

ところが、当時の学会会長が発表前に突然乱入してきて「そういう研究は許さない、倫理委員会にかけるぞ、異常な子が生まれたら責任をとれ」と言い、騒ぎになるという出来事がありました。私の発表は妊婦、胎児、新生児にケトン体が高いという血液検査結果の事実だけを述べたものです。それに対し、「なぜケトン体が高いのか?」を議論をするのが学会のあるべき姿だと思っていましたが、実際は大きく異なる事態になりました。結局、糖尿病の専門医たちとは、ケトン体について議論どころか、興奮して普通に話をすることもできませんでした。「ケトン体は悪いもの」という糖尿病専門医が持つ認識の強固さを強く感じました。

なぜ胎児や胎盤にケトン体が高値で存在するのかを、医師として、研究者として冷静に考えてほしいと痛感する出来事でした。

❹ 2014年1月　日本病態栄養学会

「胎児・新生児のケトン体研究2」口述発表

❺ 2014年4月　日本産科婦人科学会

「胎児・新生児のケトン体研究3」ポスター発表

ポスター発表しましたが、さすがにケトン体に普段なじみのある、産婦人科医の集まりでしたので、「こういう管理ができたらいいですね」など好意的な意見を初めて頂くとともに、正当な議論ができました。

ケトン体がよいか悪いかということではなく**「ケトン体が胎盤に多いという事実をどう考えるか」**という、**有意義な議論を交わすことができました。**

❻ ２０１４年11月　日本糖尿病・妊娠学会

「インスリンを使わないで分娩に至った1型糖尿病合併妊娠管理の一例」ポスター発表

1型糖尿病合併妊娠の妊婦さんが、インスリンを使わないで、正常分娩した例を発表しました。妊娠時に分かった1型糖尿病のケースでした。大学病院で「妊娠継続は困難だから」と中絶を勧められましたが、その妊婦さんは絶対中絶したくないと、当院へ転院。その後、糖質制限食で見事に血糖管理し、満期に正常分娩したのです。当初はヘモグロビンA1cが11%台ありましたが、5%台になって、インスリンや薬は全く使わず、ケトン体は5000μmol/Lを超えていましたが、アシドーシスもなく、2700gの元気な赤ちゃんを産みました。

私のことを「インスリンの使い方を知らない」と、このときの学会会長がつぶやいていたようですが、発表そのものは、好意的な方に囲まれて冷静な議論をしながら行うことができました。この時、1型糖尿病合併妊娠であれば、インスリンポンプを用いて大量のインスリンを使って管理する上に満期まで持たないという症例が前後で発表されていました。

しかし、**私は「妊娠時に分かった糖尿病は、意外にも、管理がしやすい」という画期的な事実を発見したのです。**

❼ ２０１５年１月　日本病態栄養学会

「胎児・新生児・胎盤のケトン体研究」ポスター発表

ケトン体研究も進み、胎盤に高濃度のケトン体があることを発表しました。**妊婦、胎児、新生児に続いて、胎盤に高濃度のケトン体があることは、世界中で誰も発表していないことです。**その後この内容は英文論文にしています。

「Ketone body elevation in placenta, umbilical cord, newborn and mother in normal delivery. Glycative stress research Online edition : ISSN 2188-3610 Print edition : ISSN 2188-3602」

❽ ２０１７年12月　日本糖尿病・妊娠学会

「糖質制限食による妊娠糖尿病の管理（反復妊娠）」口述発表

妊娠糖尿病を糖質制限食で管理していると、初回は妊娠糖尿病を発症した方が、２回目には妊娠糖尿病を発症しなくなるという、画期的な内容でした。

２ポイント陽性、１ポイント陽性を含めて88％もの方が２回目の妊娠で、妊娠糖尿病ではなくなるということは、糖質制限の予後が素晴らしく良好ということです。今までのカロリー制限による管理では、妊娠糖尿病の妊婦さんは将来最大で70％が２型糖尿病に移行するというデータがあります。ところが、私たちの糖質制限による管理は、それを防ぐことができる可能性を示したのです。

会場は、３年前と違って大変静かでした。今後は、さらに長期的な予後、産婦さんの経過と、生まれた子の将来を追究していくことを、決意しました。

❾ 2018年11月 日本糖尿病・妊娠学会

「糖質制限食による妊娠糖尿病の管理持続血糖測定器による可視化」口述発表

最新鋭血糖持続測定器【リブレ】を使って血糖管理をしたら、簡単に管理できるという発表でした。血液を採らずに即、食後血糖値が分かるため、何を食べたら上がるか、上がらないか、普段も血糖値が高いかどうか分かるので糖尿病管理には最適です。妊娠糖尿病には、リブレが保険適用されたので大変使いやすくなりました。血液をとる必要のないことは、妊婦には大変うれしいことですから大いに活用してほしいものです。ところが糖尿病の患者さんでも、インスリンを使っていないと保険適用がないのです。

血糖値の可視化は、治療の第一歩です。血圧計を持たないで、血圧の薬を飲む人は少ないでしょう。こういう優れた機器が普及したら、カロリーで血糖管理を進めることは、おかしいということが誰にでも分かるようになる、という発表でした。

おわりに

最後までお読みいただき、ありがとうございました。

本書では、お母さんと赤ちゃんが心身共に健全でいられる栄養について、私のこれまでの研究と診療で得た知見を基に、お伝えしてきました。

科学が進歩した現代においても、栄養についてはまだまだ明らかにされていないことがたくさんあり「人間の体にとって、何を食べることが最適なのか」については、はっきりと分かっていないことが多々あります。病気と食べ物の因果関係やそのための食事法についても、いまだに確立していない現実があります。

栄養と人間の体の関係について調べた調査や研究は、たくさんあります。しかし、その中身を見てみると、首を傾げるようなことがあります。

例えば、食事の研究でよく行われる、ある集団の生活習慣を含む環境要因を長期で追跡調査する「コホート研究」というものもそうです。「ある国のある集団で、10万人の食事を10年間追跡して調べたところ、○○○を多く食べている集団よりも、○○○を多く食べる集団の方が、長生きするという結果が出た」といったような調査が行われ、その結果を見て専門家は議論するわけです。

ところが、調査方法をよく見ると、その食事についてのアンケートは10年のうち1、2回しか行われていなかった、ということが珍しくありません。現代社会において、10年間あるいは10年前と同じ食事をしている人が、いったいどれだけいるのだろう？と思うわけです。これで意味のある結果が得られるとは、とても思えません。

ところが、こうした結果は得てして一人歩きをします。「炭水化物が多いほど長生きする」というコホート研究もありますが、この結果のみを捉えて「炭水化物は必要だ」「やっぱり糖質制限は体に悪い」という概念だけが広がります。

統計的に処理されているデータには、「いろいろな交雑因子を除外した」という説明文が必ず付きますが、それが目隠しになり、何をどうやって操作したのかは一切不明になります。研究者のさじ加減一つで結果はどうにでもなるということです。

「ケトン体が高いと知的発達が遅れる」と指摘するトーマス・リッツオの論文に至っ

ては、医師のほとんどがその論文を全部読んでいないにもかかわらず、結果だけが独り歩きしています。糖尿病治療に関わる医師のほとんどが「ケトン体は悪いもの」ということにして、疑うことがないのが現状です。

この100年間を振り返ると、人間がそれ以前に何万年も食べてきたものとは全く性質が異なる食品――精製された糖質、異性化糖、糖質過多食品群などが生産・消費されるようになりました。これらの登場によって、私たち人間はこれまでの人類史にない「現代型栄養失調」のリスクにさらされ、糖尿病をはじめとする生活習慣病患者が爆発的に増えた社会で生きることになりました。

そんな中、論文や医師の言うことが当てにならないとしたら、人にとって真に必要な栄養とは何か？　を知るために私たちはどうすればいいのでしょうか。
それは、お母さんの胎内にいる胎児に聞くことが最も確かであると、私は考えます。

なぜなら、進化の歴史を考えれば、1万年前の胎児と今の胎児が違う栄養で育っていると考えるには、無理があるからです。命の発生から爆発的に成長をする時期において必要な栄養については、今も昔も変わりがないはずです。

人にとって真に必要な栄養学は、胎児が知っています。

私は妊娠6週の胎児絨毛から、胎児の脳内、胎盤、臍帯血、新生児の血液から、ブドウ糖の何十倍という高濃度でケトン体が存在していることを発見しました。

これまで「胎児の栄養はブドウ糖」というのが現代医学界の常識でした。しかし、私が胎児に人間のエネルギーの真実について聞いてみたところ、人間の卵から胎児期の全てが、脂質代謝に依存していることを教えてくれたのです。

当院を訪問する医師たちに胎盤のケトン体を測ってもらうと、その高値に対して、皆一様に驚きます。これは誰がやっても同じ結果が出る実験的事実であり、さまざまな交雑因子が入るコホート研究が示す結果とは、その確実性においてレベルが違います。

胎児は、明らかに脂質をエネルギー源にしており、出生後の唯一の栄養源である母乳においても脂質を最も多く含んでいることは、本文で精述した通りです。

胎児の栄養代謝から人間の食事のルーツを求めることに、反論する人もいるかもしれません。しかし、この脂肪とケトン体の代謝は、その後の成長においても脳や神経、心筋、呼吸筋などの主たる基質であることを考えれば、否定する理由はないでしょう。

こうした胎児が示す事実をベースに栄養を考えたとき、現代の栄養指導の核となっている「1日の総エネルギーの60％は炭水化物から摂取せよ」という指針は、音を立てて崩れます。生殖期、妊娠期において、人間が原始的な栄養代謝へと先祖返りしている時期に、胎児は「糖質は要らない」と叫んでいます。

妊娠を目指す女性は、健康体でなければなりません。健康体とは、必須栄養素に満ち足りて維持されます。必須栄養素とは本書で繰り返しお伝えしてきた、動物性たんぱく質と脂質です。たんぱく質をしっかり取れば、脂質もセットでついてきます。だから「たんぱくリッチ食」は、人間の体にとって十分な栄養になり得るのです。

本書を校正している2019年の暮れ、国家予算が初めて100兆円を超え、中でも社会保障費、医療費が増加の一途であることが報道されました。年間の出生数が87万人と、戦後最低を更新して1947年の3分の1に留まったことも驚くべきニュースでした。今こそ、薬剤に頼らず、栄養で健康になる方法が必要です。膨れ上がる医療費を抑え、保育や教育のために大胆に投資をすべきです。日本のお母さんたちを支え、赤ちゃんがたくさん生まれる国に転換させること。そのために、たんぱくリッチ食が役立つはずです。

おそらく多くの女性は、赤ちゃんを身に宿すことを目指したとき、あるいは実際に宿したとき、人生で最も栄養について真剣に考えるタイミングを迎えることと思います。そのために本書を手に取ってくれたことを、深く感謝いたします。なぜなら、本書をきっかけに、あなたもあなたの赤ちゃんも、これから長く続く人生の分かれ道を、正しい方向へ進んでくれると確信しているからです。

女性が健康に子どもを産めること。

そのために、病気にならない体を作ること。

おなかの赤ちゃんが教えてくれる栄養の秘密の中にこそ、その真実があります。それに照らすと、現代医学の栄養指導は間違っています。これに気が付いてほしくて、本書を記しました。

いつか本書に記した胎児から学ぶ栄養学が正しいと知られる日が来ることでしょう。しかし、**今このとき妊娠しているあなた、そして今、あなたの体内で育ちつつある赤ちゃんはそれまで待っていられません。**

今すぐ、あなたが自分の意志を持って、行動してください。

そして、あなたが最愛の子どもを無事にこの世に産み落とし、たんぱくリッチ食で元気に賢く育ててくれたら、命の誕生に携わる医師として、それ以上にうれしいことはありません。

２０１９年12月

宗田 哲男

[著者プロフィール]

宗田 哲男（むねた てつお）

産婦人科医

北海道大学理学部地質学鉱物学科卒業後、国際航業に入社、地質調査などに従事。その後、医師を志し帝京大学医学部へ入学。卒業後は小豆沢病院、立川相互病院勤務を経て、1992年に千葉県市原市に宗田マタニティクリニックを開院。2008年に２型糖尿病を発症するが、糖質制限で劇的に改善、５カ月で15kg減量することにも成功。その経験から、妊娠糖尿病や糖尿病合併妊娠の患者にも糖質制限の指導をスタート。2013年、世界で初めて妊婦、胎児、新生児にケトン体が高値で現れることを発表。さらに2017年には糖質制限食による妊娠糖尿病の改善率約９割という実績を発表。全国の妊娠糖尿病患者の駆け込み寺となっている。『ケトン体が人類を救う』（光文社新書）、『最強の油・MCTオイルで病気知らずの体になる！』（河出書房新社）、『甘いもの中毒』（朝日新書）など著者多数。

■宗田マタニティクリニックHP
http://muneta.org/

■フェイスブックグループ「糖質制限・ケトン体の奇跡」
https://www.facebook.com/groups/920036254709037

■フェイスブックグループ「妊娠と糖質制限＆たんぱくリッチ食」
https://www.facebook.com/groups/ninshin

■一般社団法人　日本糖質制限医療推進協会
https://www.toushitsuseigen.or.jp

アチーブメント出版

[twitter] **@achibook**

[facebook] **https://www.facebook.com/achibook**

[Instagram] **achievementpublishing**

産科医が教える赤ちゃんのための妊婦食

2020年（令和2年）1月24日　第1刷発行
2023年（令和5年）1月26日　第3刷発行

著者　宗田哲男

発行者　塚本晴久

発行所　アチーブメント出版株式会社
〒141-0031 東京都品川区西五反田2-19-2 荒久ビル4F
TEL 03-5719-5503／FAX 03-5719-5513
https://www.achibook.co.jp

装丁・本文デザイン　轡田昭彦＋坪井朋子
撮影　さくらいしょうこ
調理・スタイリング　磯村優貴恵
イラスト　渡邉美里（うさみみデザイン）
校正　株式会社ぷれす
レシピ・栄養計算・取材協力　林美穂（宗田マタニティクリニック管理栄養士）
編集協力　嶋田真己、関口ヒサヨシ、フジイチカコ、松尾里美、中山美里（オフィスキング）
印刷・製本　株式会社光邦

ISBN 978-4-86643-064-5